58,-

D1754316

Tom Laser
Lumbale
Bandscheibenleiden

Tom Laser

Lumbale Bandscheibenleiden

Diagnostik und konservative
Behandlung

Ein Handbuch für
Ärzte und Krankengymnasten

Mit Beiträgen von
L. Thue, T. Eichenlaub und E. Böhle

150 Abbildungen

2. Auflage

W. Zuckschwerdt Verlag München · Bern · Wien · San Francisco

Dr. med. Thomas Laser, geb. 1940 in Ahmedabad/Indien, Studium in Freiburg i.B., Facharztausbildung für Unfallchirurgie und Orthopädie bei Prof. Probst, Unfallklinik Murnau/Obb. und bei Prof. Schreiber, Orthop. Univ.-Klinik Balgrist/Zürich. Ausbildung in der Manuellen Medizin in Hamm und am »Internat. Seminar of orthop. Medicine/Manual Therapy« bei Prof. Kaltenborn/Evjenth.

Von 1974 bis 1987 niedergelassener Orthopäde, seit 1983 zusätzlich klinisch tätig auf dem Gebiet der Rehabilitation von Bandscheibenerkrankten. Seit 1988 leitender Arzt des Orthopädischen REHA-Zentrums Klinik BAVARIA in Schaufling/Deggendorf.

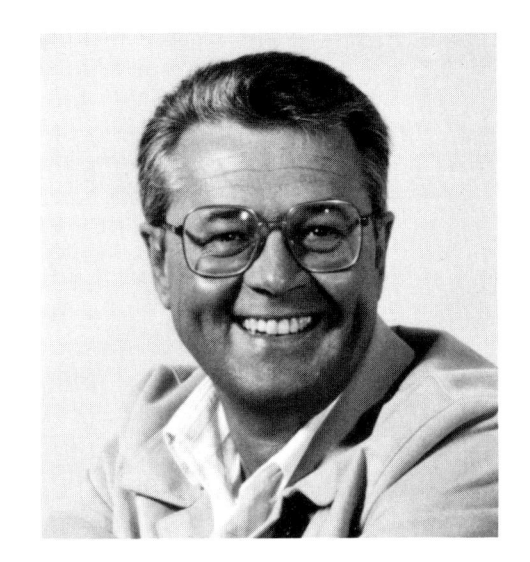

Grafiken: Horst Busse, Heidelberg

CIP-Titelaufnahme der Deutschen Bibliothek

Laser, Tom : Lumbale Bandscheibenleiden : Diagnostik u. konservative Behandlung ; e. Handbuch für Ärzte u. Krankengymnasten / Tom Laser. Mit Beitr. von L. Thue ... – 2. Aufl. – München ; Bern ; Wien ; San Francisco : Zuckschwerdt, 1988
ISBN 3-88603-314-7

Geschützte Warennamen (Warenzeichen) werden nicht immer kenntlich gemacht. Aus dem Fehlen eines solchen Hinweises kann nicht geschlossen werden, daß es sich um einen freien Warennamen handelt.

Alle Rechte, insbesondere das Recht der Vervielfältigung und Verbreitung sowie der Übersetzung, vorbehalten. Kein Teil des Werkes darf in irgendeiner Form (durch Fotokopie, Mikrofilm oder ein anderes Verfahren) ohne schriftliche Genehmigung des Verlages reproduziert werden.

© Copyright 1988 by W. Zuckschwerdt Verlag GmbH, Kronwinkler Straße 24, D-8000 München 60.
Printed in Germany by Stelzl-Druck München.

ISBN 3-88603-314-7

Inhalt

Geleitwort VIII

Vorwort IX

Vorbemerkung XI

Einleitung 1
Das Kreuz – eine Crux? 1
Der Kreuzschmerz, Tribut an die »Zivilisation« 2

1. **Häufigkeit der bandscheibenbedingten Erkrankungen** 3

2. **Funktion der Bandscheibe und des Bandscheibenkernes** 4
   Entstehung der Lumbago 6
   In welchem Alter kommt es gehäuft zu Bandscheibenvorfällen? 6

3. **Der intradiscale Druck** 8
   Die Hyperextension schadet dem Wirbelgelenk 10
   Protrusion und Prolaps 11
   Diskusprolaps und Spinalkanal 11

4. **Neurologie – kurz gefaßt** 14
   Die nervale Versorgung des Wirbelsegmentes 15
   Posturale und phasische Muskeln 17
   Reziproke Innervation induziert die Muskeldysbalance 19
   Muskeldysbalance und gestörte Dynamik 19

5. **Befunderhebung** 21
   Der Schmerz und seine Bewertung 21
   Wie hat es begonnen? 21
   Die typische Entstehung eines Bandscheibenvorfalls 22
   Wie lange besteht der Schmerz? 22
   Wo ist der Schmerz? 22
   Wann tritt der Schmerz auf? 23
   Schmerz beim Pressen, Husten und Niesen 23
   Die Inspektion des Schmerzpatienten 24
   Ursache für die gehäuften Vorfälle zwischen L4 und S1 26

Untersuchung im Liegen	27
Das Lasègue-Zeichen	27
Das Bragard-Zeichen	27
Der gekreuzte Lasègue	27
Der Pseudo-Lasègue	29
Reflexaktivität	29
Sensibilitätsprüfung	30

6. Unterscheidung zwischen einer Ischialgie und einer Iliosacralgelenk-Symptomatik ... 31

7. Kennbilder der Ischialgie ... 33
    Ischias ohne Bandscheibenvorfall ... 33
    Diagnostische Hilfsuntersuchungen ... 33
        Die Röntgenaufnahme ... 33
        Die Computertomographie (CT) ... 33
        Kernspintomographie (MR) ... 34
        Elektromyographie (EMG) ... 34

8. Behandlungsprinzipien der Ischialgie ... 35
    Medikamentöse Behandlung ... 35
    Ziel der medikamentösen Schmerzbehandlung ... 35
    Therapeutische Lokalanästhesie (TLA) ... 36
    Physikalische Behandlung ... 43
        Wärme ... 43
        Kälte ... 43
        Elektrotherapie ... 43
        Traktionsbehandlung ... 44
        Massagen beim Bandscheibenvorfall? ... 44
        Krankengymnastik bei einer akuten Ischialgie? ... 45
        Liegebehandlung ... 45

9. Dauer und Verlauf der praeoperativen Therapie ... 46
    Polypragmasie, Notwendigkeit oder Schwäche? ... 46

10. Bandscheibenoperation – was kommt danach? ... 47
    Gedanken zum Für und Wider einer konservativen Weiterbehandlung ... 47

11. Die postoperative Behandlung in der Klinik ... 48
    Therapeutische Übungen im Liegen ... 48
    Therapeutische Übungen im Sitzen und Stehen ... 48
    Postoperatives Sitzverbot? ... 48
    Das »korrekte Sitzen« ... 48

12. Postoperative Immobilisation? ... 50

13. Die AHB-Klinik – neuer Weg der Weiterbehandlung ... 51

14.	**Die einzelnen Behandlungstechniken in der postoperativen Phase**	52
	Die Manuelle Therapie (*L. Thue*)	52
	Die Behandlung nach der Funktionellen Bewegungslehre (*T. Eichenlaub*)	84
	Die Behandlung nach der Funktionsanalyse (*E. Böhle*)	98
15.	**Die »Versager«**	108
	Ergebnisse nach einer Bandscheibenoperation	108
	Das Postdiscotomie-Syndrom (PDS)	108
	Psychische Einflüsse	109
16.	**Das Sitzen**	111
	Der unbequeme Stuhl	111
	»Hängen in den Bändern«	112
	Das Sitzen bei der Arbeit	112
	»Alternatives« Sitzen	115
	Richtiges Sitzen im Auto	116
17.	**Richtiges Liegen**	118
	Die alte Vorstellung über eine Bandscheibenmatratze	118
	Ursachen für unbequemes Liegen	119
	Das »neue« Auflagesystem	119
18.	**Der rehabilitierte Patient, für immer geheilt?**	122
19.	**Die »Rückenschule«**	123
	Begriffsbestimmung	123
	Das Stehen	124
	Alltagsbewegungen	124
	Die Hohe Schule	126
20.	**Der Rückenpatient und Sport**	128
	Gängige Vorstellungen über Nutzen und Schaden sportlicher Ambitionen	128
	Die einzelnen Sportarten	129
	Resümee	131
21.	**Schlußbemerkung**	133
	Literatur	135
	Stichwortverzeichnis	137

Geleitwort

Lumbale Bandscheibenleiden sind durch ihre Häufigkeit, durch ihre Schmerzhaftigkeit und durch ihre immobilisierende Wirkung sowohl von der Sicht des Mediziners wie auch von der des Patienten von großer Bedeutung.
Schicksalhaft war bisher, daß das Problem von lumbalen Schmerzsyndromen mit und ohne Ausstrahlung durch die Brille einzelner Fächer gesehen wurde, was seinen Niederschlag in den monomanen diagnostischen und therapeutischen Konsequenzen fand.
Dr. Tom Laser ist auf diese Problematik eingegangen und beleuchtet in seinem Buch die vielen Aspekte dieser Erkrankung. Wichtig erscheint zuerst einmal die Diagnostik, die auf die Pathophysiologie der Krankheitsdynamik Rücksicht nehmen muß.
Ein Bandscheibenvorfall bewirkt eine Fülle von reflektorischen Phänomenen, von welchen der Schmerz zweifellos das Leitsymptom ist und nach welchen sich viele der folgenden therapeutischen Gesichtspunkte zu richten haben.
Konservative Maßnahmen sind – bei einigen wenigen Ausnahmen – am Anfang der Erkrankungen immer angezeigt. Die Operation ist sicher nicht als Niederlage der nichtoperativen Therapie zu werten.
Von großer Wichtigkeit für die Zukunft sowohl für den Operierten, den Nichtoperierten, aber auch den noch Gesunden sind gewisse Verhaltensmaßregeln.
Die vielzitierte Krankengymnastik, eine immer wieder mißverstandene Domäne der Orthopädie, spielt dabei eine ganz besondere Rolle. Ergotherapeutische Überlegungen, Veränderungen von Sitz-, Halte- und Liegegewohnheiten sind dabei weitere Schlagwörter, die selbst wieder eine Fülle von Aktivitäten initiieren.
Das Buch von Dr. Tom Laser zeigt genau, daß der lumbal Bandscheiben-Erkrankte Zielpunkt interdisziplinärer Gespräche und Handlungen sein muß, und daß seine erfolgreiche Betreuung nur in einer Teamarbeit liegen kann, die neben dem Arzt besonders den Physiotherapeuten, den Krankengymnasten, den Ergotherapeuten und viele andere einschließt.
Eine exakte Diagnostik, eine gezielte Therapie und ein kausales Eingehen auf die aktuelle und individuelle Problematik des Einzelnen läßt erst auf einen dauerhaften Erfolg hoffen.

Hans Tilscher

Vorwort

Kreuzschmerzen stellen ein weltweites Problem dar. Zur Lösung dieses Alltagsproblems gibt es viele Theorien und praktische Wege. Zweifellos ist der krankengymnastischen Behandlung auf neurophysiologischer Basis bei Patienten, die an lumbalen Bandscheibenerkrankungen leiden, ein zentraler Stellenwert beizumessen. Ebenso bedarf die operierte Wirbelsäule einer gezielten Nachbehandlung.

Tom Laser, der sich seit Jahren mit den Erkrankungen der Wirbelsäule auseinandergesetzt hat, weist den Weg einer systematischen Behandlung und Nachbehandlung von Bandscheibenpatienten. Ein wesentliches Merkmal der Therapie ist das Bewußtmachen fehlerhafter Abläufe in Bewegung und Haltung der Wirbelsäule auf der einen und ihre Stabilisierung auf der anderen Seite. Seine Therapie hat damit die Grundzüge einer Rückenschulung. Die von ihm vertretene Aufrechterhaltung bzw. Wiederherstellung der physiologischen Lordose im Rahmen der Rückenschulung ist sicherlich ein wesentliches Prinzip. *Tom Laser* versteht es, uns den funktionell physiologischen Part in der Behandlung von Wirbelsäulenerkrankungen näher zu bringen. Wir erhoffen uns, daß die Diskussion um die Rückenschule belebt wird und ungerechtfertigte Operationen an der Wirbelsäule ersparen hilft.

Rückenschulen sollen dem Patienten Anatomie und Physiologie der Wirbelsäule nahebringen, Stellung zu der Körpermechanik und -haltung nehmen und die Rückenpatienten unterrichten, wie sie die Schmerzen durch Abbau der Wirbelsäulenbelastung und Aufbau der Wirbelsäulenmuskulatur reduzieren. Das bedeutet also letzten Endes eine Führung des Patienten durch das tägliche Leben. In Deutschland findet die Rückenschule erst seit wenigen Jahren Eingang, während sie in Kanada, den USA und insbesondere in Schweden eine anerkannte Institution ist. Bei den immensen volkswirtschaftlichen Kosten, die durch Kreuzschmerzen verursacht werden, wäre es wünschenswert, daß die Errichtung von Rückenschulen an medizinischen Zentren forciert und unterstützt wird.

Klaus-Peter Schulitz

Vorbemerkung

Seit der ersten Bandscheibenoperation 1934 durch *Mixter* und *Barr* hat sich in der Technik der operativen Behandlung nicht sehr viel geändert. Lediglich mit Einführung des Operationsmikroskopes bei der Gefäß- und Nervenchirurgie hat dieses weniger traumatisierende Operationsverfahren auch in der Diskus-Chirurgie zunehmend Anhänger gefunden, sowohl bei den operierenden Orthopäden als auch bei den Neurochirurgen. Über die Art oder gar Notwendigkeit einer etwaigen »Nachbehandlung« nach solchen Operationen, über Rehabilitationsmaßnahmen oder Anschlußheilbehandlungen (AHB) ist in der Literatur erst in den letzten Jahren zunehmend berichtet worden. Aber auch heute noch, zum Zeitpunkt des Druckes dieses Buches, bestehen hinsichtlich der Art der postoperativen Weiterbehandlung krasse Meinungsunterschiede innerhalb der Gruppe der Operateure. Es gibt wenige Krankheitsbilder mit so durchschaubarem Charakter und Verlauf, bei denen die grundsätzliche Ansicht über die konservative Therapie derart differieren. Vom einen Extrem der »noli me tangere«-Einstellung bis zur fanatischen Sofort-Mobilisation des Frischoperierten finden sich alle Varianten und Therapieempfehlungen, je nach Schule und letztlich je nach Vermögen, funktionelles Denken hinsichtlich des Achsenorganes auch therapeutisch umzusetzen. Das therapeutische Umsetzen allerdings erfordert Detailkenntnisse der möglichen Techniken innerhalb der Physiotherapie, der Gelenkmechanik, der Muskelfunktion im speziellen und der Neurophysiologie im allgemeinen.

Enttäuschungen über fehlgeschlagene Weiterbehandlungen nach Wirbelsäuleneingriffen sind häufig die Ursache für die Vorstellung vieler Operateure, die sicherste und ungefährlichste Nachbehandlung sei »keine Nachbehandlung«.

Daß die Behandlung von Wirbelsäulengestörten mannigfache Fußangeln hat und daß viele Fehler in der Therapie lauern, weiß jeder gute Therapeut. Diese Fehler zu kennen und zu vermeiden und dem »therapeutischen Nihilisten« aufzuzeigen, wie eine Therapie durchgeführt werden muß, ist Sinn und Aufgabe dieses Buches. Daß drei Krankengymnasten, jeder ein Fachmann auf seinem speziellen Gebiet, gerne bereit waren, wertvolle Beiträge zu diesem Buch beizusteuern, bestätigt das große Interesse unter den Therapeuten an diesem Buch.

Die zur Zeit in Mode gekommene »Rückenschule« darf in unserer schnellebigen Zeit keine Modeerscheinung sein, sondern muß zum festen Bestandteil eines Gesundheitsbewußtseins werden wie z.B. das tägliche Zähneputzen und die Begriffe der Körperhygiene. Es führen dabei manche Wege nach Rom. Die Wegweiser sollen klar und unmißverständlich sein.

Allen, die zum Gelingen dieses Buches beigetragen haben, insbesondere meinen Lehrern *Kaltenborn*, *Evjenth* und *Gustavsen*, möchte ich an dieser Stelle danken.

Dr. med. Thomas Laser
Bad Griesbach, Juli 1988

Einleitung

Das folgende Buch soll sich ausschließlich mit der Erkennung und Behandlung der bandscheibenbedingten Erkrankungen im Lumbalbereich befassen. Natürlich ist es zunächst der Kreuzschmerz allein, der den Patienten zum Arzt treibt, damit dieser ihm hilft. Nun ist der Kreuzschmerz ein Sammeltopf für eine Vielzahl von Schmerzsymptomen, die von verschiedenen Organen ausgehen können und deren Ursache nicht immer auf Anhieb von einem Fachgebiet allein gefunden werden kann. Ich will in diesem Buch aber bewußt nicht das gesamte Spektrum der Kreuzschmerzursachen abhandeln, ich lasse alle gynäkologischen, internistischen, urologischen und einen Großteil der psychischen Ursachen unberücksichtigt. Beschränken wir uns auf das Achsenorgan selbst, so finden wir ja auch hier eine Menge an möglichen Ursachen; nicht jeder Kreuzschmerz mit und ohne Ausstrahlung in irgendeine Richtung muß zwangsläufig bandscheibenbedingt sein, wie dies immer noch zu Unrecht von vielen Betroffenen angenommen wird.

Das Kreuz – eine Crux?

Schäden an den lumbalen Bandscheiben sind eine der häufigsten Erkrankungen des Zweifüßlers, sicherlich Folge des Umstandes, daß sich der Mensch in seiner Evolution vom Vierfüßler schließlich zum aufrechten Zweifüßler entwickelt hat. Die Wirbelsäule ist fast noch so gebaut, wie sie ursprünglich zu Zeiten des Vierfüßlers konstruiert war. Wenn man jetzt den aufrechten Gang betrachtet, so hat die morphologische Anpassung der Wirbelsäule an die funktionellen Bedürfnisse der stehenden Stellung trotzdem kaum begonnen. Von der Evolutionsgeschichte her weiß man ja, daß solche Anpassungsvorgänge Millionen Jahre benötigen. Man kann behaupten, daß die menschliche Wirbelsäule sich nie an die senkrechte Stellung richtig angepaßt hat (16). Am deutlichsten sieht man die noch nicht durchgeführte Anpassung an dem Verlauf der Gelenkspalte der Lendenwirbelsäule, die zur Bewegungsachse hin parallel und nicht senkrecht verlaufen, wie sich dies stato-dynamisch bei den übrigen Wirbeltieren im Vierfüßlerstand als bewährtes Bauprinzip darstellt. Stellen Sie sich vor, die zwei Gelenkflächen des Kniegelenks würden nicht aufeinander, sondern nebeneinander stehen! Dies würde verständlicherweise zu erheblichen Funktionsstörungen führen! Die Gelenkstellung der Wirbelsäule wird also gerade hinsichtlich ihres Verlaufes beim aufrechten Gang ein Störfaktor ersten Grades sein müssen; Sie werden im weiteren Verlauf der Betrachtungen erkennen können, daß die Schlüsselprobleme der Beschwerden einmal die Konstruktion der Bandscheibe und ihres Kernes und zum anderen die Wirbelgelenke im Lumbalbereich sind.

Der Kreuzschmerz, Tribut an die »Zivilisation«

Die Häufigkeit der bandscheibenbedingten Erkrankungen im Lumbalbereich hat offensichtlich in den letzten Jahrzehnten zugenommen. Die Ursache für diese Zunahme ist multifaktoriell. Unverkennbar ist die Lebenserwartung der Menschen in den letzten Jahrzehnten deutlich angestiegen, so daß von hierher schon die Gesamtheit der sogenannten Alterskreuzschmerzen, bedingt durch zunehmende degenerative Prozesse der Wirbelgelenke, eine entscheidende Rolle spielt. Zum anderen klagen aber in zunehmendem Maße auch jüngere Menschen über immer häufiger auftretende Kreuzschmerzen, so daß hier nicht das Alter, sondern äußere Umwelteinflüsse (Beruf und Alltag) die Hauptrolle spielen dürften.

Es sind im wesentlichen die Haltungskonstanz bzw. Fehlstereotypien der Wirbelsäule, welche häufig genug in Verbindung mit der »bequemen Lebensweise« den Kreuzschmerzpatienten von heute produzieren. Man weiß, daß das jahrelange Sitzen am Schreibtisch für die Wirbelsäule ebenso schädlich ist wie Schwerarbeit. Im Sitzen wird die physiologische Lordose der Lendenwirbelsäule in die Richtung einer Kyphose aufgehoben. Ebenso aufgehoben wird dabei die Stützfunktion für die Wirbelsäule, die im Stehen von der Rücken- und Bauchmuskulatur in sinnvoller Balance gewährleistet wird. Über die Auswirkungen von Störungen dieser Balance (Dysbalance der Rumpfmuskulatur) wird später noch zu sprechen sein.

1. Häufigkeit der bandscheibenbedingten Erkrankungen

Wenn der niedergelassene Allgemeinarzt seine Patientenkartei hinsichtlich der angegebenen Beschwerden aufschlüsselt, so findet er in über 10% aller Fälle Angaben, die für eine bandscheibenbedingte Symptomatik sprechen. Beim niedergelassenen Orthopäden sind es sogar über die Hälfte aller Patienten. Aus dieser Häufigkeit resultiert, daß jede fünfte Arbeitsunfähigkeit und jeder zweite gestellte Rentenantrag wegen einer bandscheibenbedingten Erkrankung erfolgt (25). In allen westlichen Ländern, so in Skandinavien, der Schweiz, aber auch in den USA und Kanada, sogar in Japan, wurden ähnliche Zahlen veröffentlicht.

Die Hartnäckigkeit vieler Rückenschmerzsyndrome, die Schwierigkeit der exakten Diagnose, das Problem der zielgerichteten Behandlung und die häufige mangelhafte Kooperation des Rückenpatienten, gegen seine Erkrankung etwas zu unternehmen, gipfeln in Vorstellungen, die es unbedingt zu korrigieren gilt. Nach *Stoddard* (54) sind Rückenschmerzen Gegenstand vieler Mißverständisse, z.B.:

Es stimmt nicht, daß . . .
— alle Rückenschmerzen auf einen Bandscheibenvorfall zurückzuführen sind;
— ein Patient, der einmal an Rückenschmerzen leidet, nie mehr davon loskommen wird;
— jeder Bandscheibenvorfall ein einheitliches Bild zeigt;
— eine Chirotherapie schmerzhaft oder gefährlich sein muß;
— ein unauffälliges Röntgenbild der Wirbelsäule bedeutet, alles sei in Ordnung;
— der Bandscheiben-Patient nie wieder Sport treiben darf.

Selbst wenn in vielen dieser Behauptungen ein Körnchen Wahrheit steckt, so muß man doch diesen Pauschalformulierungen heftig widersprechen.

2. Funktion der Bandscheibe und des Bandscheibenkernes

Da dieses Buch sich an den Therapeuten, d.h. den Arzt und den Krankengymnasten gleichermaßen, richtet, erübrigt sich hier eine Einführung in die Anatomie und die Physiologie. Zur Auffrischung von erlerntem Grundwissen und zum besseren Verständnis der Pathophysiologie sollen aber noch einige grundsätzliche Bemerkungen erlaubt sein:

Beim Säugling wird der Zwischenwirbelabschnitt (Bandscheibe) noch mit Blutgefäßen versorgt, zumindest in der Außenzone. Die Gefäße durchbohren, ausgehend von den Zwischenwirbellöchern, den äußeren Bandscheibenring, durchdringen die Lamellen und bilden dazwischen Kapillarnetze, die allerdings nicht bis zum Gallertkern vordringen. Der zentrale Kern, also der Nucleus pulposus, wird von Anfang an durch Diffusion ernährt. Die Fasern im Bandscheibenring werden nach den Untersuchungen von *Töndury* nur bis zum zweiten Lebensjahr (!) mit Blutgefäßen versorgt, bereits bei vierjährigen Kindern findet man im Anulus fibrosus keinerlei Blutgefäße mehr! Zu diesem Zeitpunkt ist die Ernährung des Bandscheibenkernes und der Bandscheibe selbst nurmehr durch Diffusionsvorgänge gewährleistet. Das Prinzip der Osmose, das wir alle aus der Biologie her kennen, findet hier eine praktikable Anwendung. Somit ist auch zu verstehen, daß bereits ab dem zweiten Lebensjahrzehnt jede Bandscheibe eine erkennbare Involution aufweist, d.h. einen Rückschritt in bezug auf die Belastungsfähigkeit und das Vermögen, sich zu regenerieren. Zunehmende kleine Risse in den Fasern des Anulus fibrosus ermöglichen es, daß der unter Druck stehende Gallertkern sich unter besonderen Umständen in diese Lücken hineinzwängen kann und bei ungünstigen statischen Bedingungen sich in eine bestimmte Richtung hin verlagert. Diese Verlagerung wird als intradiscale Massenverschiebung bezeichnet (Abbildung 1c, 1d).

Wird die Bandscheibe symmetrisch axial belastet, so verharrt der weiche Bandscheibenkern in seiner eigenen, meist etwas exzentrischen Position, wobei er dem Druck von oben und unten seitlich ausweichen möchte, dort aber von kreuzweise verlaufenden Faserstrukturen zurückgehalten wird (Abbildung 1b).

Die axiale Kompression der Bandscheibe verursacht eine seitliche Auswalzung (»bulging effect«) des äußeren Faserringes (siehe Abbildung 1b).

Werden die Wirbel und damit die dazwischenliegenden Bandscheiben *einseitig* belastet, wie dies bei der Flexion zur Seite oder nach vorne bzw. hinten der Fall ist, so werden unterschiedliche Zug- und Druckkräfte innerhalb der Bandscheibe wirksam: auf der Konvexseite der Wirbelsäulenbiegung kommt es infolge der Bandstraffung zu einem leichten Zurückweichen des äußeren Bandscheibenringes und auf der Konkavseite der Wirbelsäulenbiegung umgekehrt zu einer Vorwölbung des Faserringes (Abbildung 1d).

Der *Nucleus pulposus* reagiert auf die einseitige Kompression aber umgekehrt: er möchte dem vermehrten Druck ausweichen und versucht, sich durch schadhafte Maschen des Anulus fibrosus hindurchzuzwängen.

Im Idealfall, d.h. wenn die Bandscheibenfasern intakt sind und Bewegungen in Flexion ausgeführt werden, befindet sich der Kern stets in seiner zentralen Position. Da es aber diesen Idealfall nur bei kleinen Kindern gibt, muß man bei Menschen im Erwachsenenalter mit pathologischen Verhältnissen rechnen. Dies bedeutet, daß der Bandscheibenkern bei länger dauernder asymmetrischer Belastung fast mit Sicherheit einen Ausweg aus seiner maschenartigen Umklammerung seitwärts findet und »wandert« (siehe Abbildung 2).

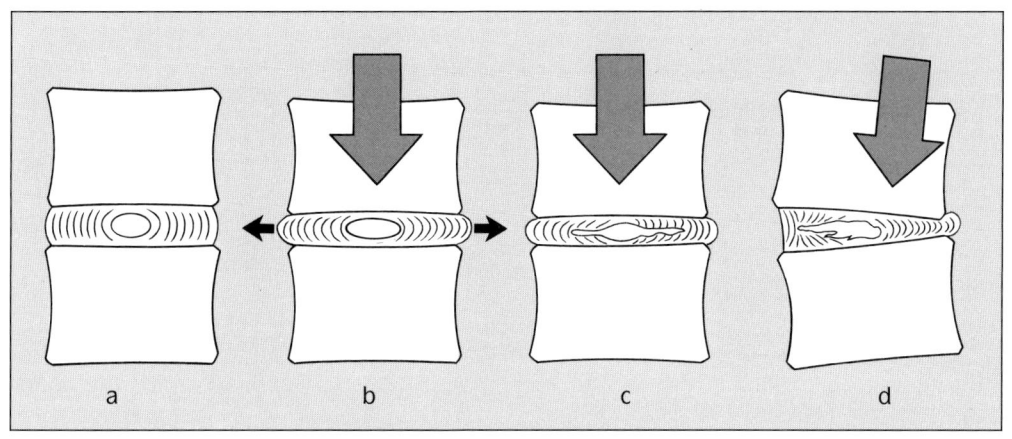

Abbildung 1. Verhalten der Bandscheibe und der Bandscheibenhöhe sowie Lage des Bandscheibenkernes ohne Belastung (a), unter axialer Belastung (b), bei degenerierter Bandscheibe und axialer Belastung (c), bei degenerierter Bandscheibe und nicht achsengerechter Belastung (d).

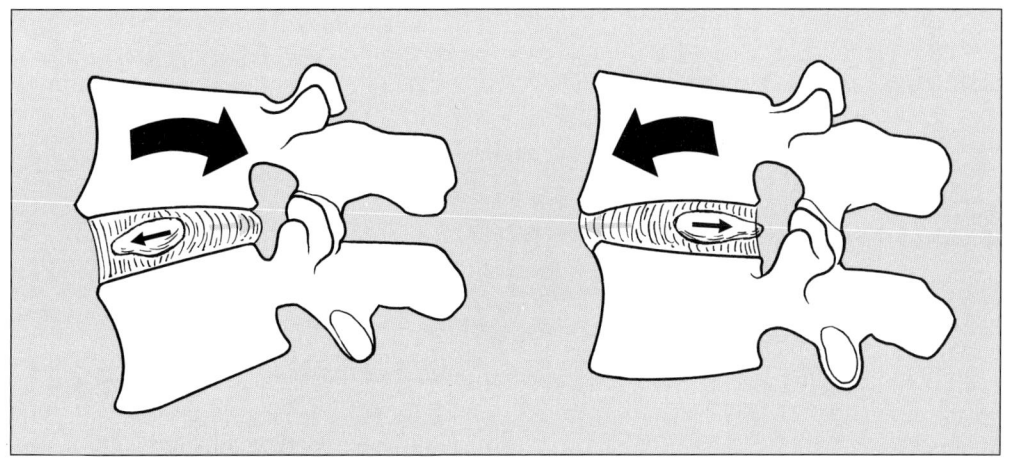

Abbildung 2. Formveränderung der Bandscheibe bei Extension und Flexion und Verhalten des Bandscheibenkernes (Wandern).

Das Wandern des weichen Kernes in dieser Zone des verminderten Druckes erfolgt aber nicht schnell, sondern mit einer gewissen Verzögerung. Durch Markieren des Gallertkernes konnte die intradiscale Massenverschiebung röntgenologisch gemessen werden (61). Die Geschwindigkeit dieser Massenverschiebung beträgt etwa 0,5 cm in 10 Minuten. Für das Verständnis der Entstehung von Diskusvorfällen, aber auch für das Verständnis der Folgen von stereotypen Fehlhaltungen ist diese Tatsache von erheblicher Bedeutung.

> Bei ungleichmäßigem Druck auf die Bandscheibe wandert der Kern in die belastungsärmere Randzone.

Entstehung der Lumbago

Die Entlordosierung (Inklinations- oder Flexionshaltung) als Haltungsstereotypie bei langem Sitzen, beim Arbeiten in der Vorneigung, beim langen Autofahren in ungenügend abgestützter Lendenposition etc. ist die häufigste Fehlhaltungsrichtung für die Lendenwirbelsäule. Bei gleichzeitigem Druck durch das Körpergewicht oder zusätzlichen Kräften durch Heben und Tragen von Gegenständen in dieser Position ist es leicht verständlich, daß sich der Bandscheibenkern bis an die dorsale Begrenzung des Bandscheibenringes durchzwängen kann und hier an die dorsalen Verstärkungsfasern drängt, um diese nach dorsal weiter vorzuwölben. Die Vorwölbung der hinteren Faserstruktur in Richtung auf den Wirbelkanal ist die klassische Ursache für das Auftreten einer Lumbago (siehe auch Kapitel 4).

Auch die entgegengesetzte Bewegung der Wirbelsäule, nämlich die Reklination, führt auf Grund der oben beschriebenen Vorwölbung des Faserringes auf der komprimierten Seite (»bulging effect«) ebenfalls zu einer Möglichkeit, die empfindlichen Strukturen in der Nähe des Wirbelkanales zu irritieren. Somit ist es erklärlich, daß beide Bewegungsrichtungen, nämlich die extreme Reklination sowie die länger dauernde Inklination zur klassischen Lumbago führen können, wenngleich auf dem Boden verschiedener Mechanismen.

> Die Flexions- und Extensionsfehlhaltung verursacht eine intradiscale Massenverschiebung (»Kernwanderung«) zur *Konvexseite* und gleichzeitig eine Vorwölbung des Bandscheibenringes auf der *Konkavseite*.

In welchem Alter kommt es gehäuft zum Bandscheibenvorfall?

Im fortschreitenden Alter verliert der Bandscheibenkern zunehmend seine Quellfähigkeit und Elastizität. Dies wirkt sich unter anderem dahingehend aus, daß seine Tendenz zur Massenverschiebung mit zunehmendem Alter geringer wird. Aus den beiden angeführten Prinzipien der Massenverschiebung des Kernes unter asymmetrischer axialer Belastung und den anatomisch-physiologischen Bedingungen des Kernes und seiner Faserumgebung ergibt sich die Erklärung dafür, daß das Maximum der Bandscheibenvorwölbungen und Bandscheibenvorfälle zwischen dem 30. und 50. Lebensjahr besteht (s. Abbildung 3).

Vor diesem Zeitpunkt ist zwar der Kern sehr prall und wanderfreudig, die umgebenden Fasern aber noch intakt genug, um ein leichtes Ausbrechen des Kernes zu verhindern. Nach dem 50. Lebensjahr sind zwar die Fasern durchlässiger und die Möglichkeit zu einem Prolabieren des Kernes günstig, der inzwischen aber »altersschwache« weiche Kern reagiert auf den asymmetrischen Druck nicht mehr mit der gleichen

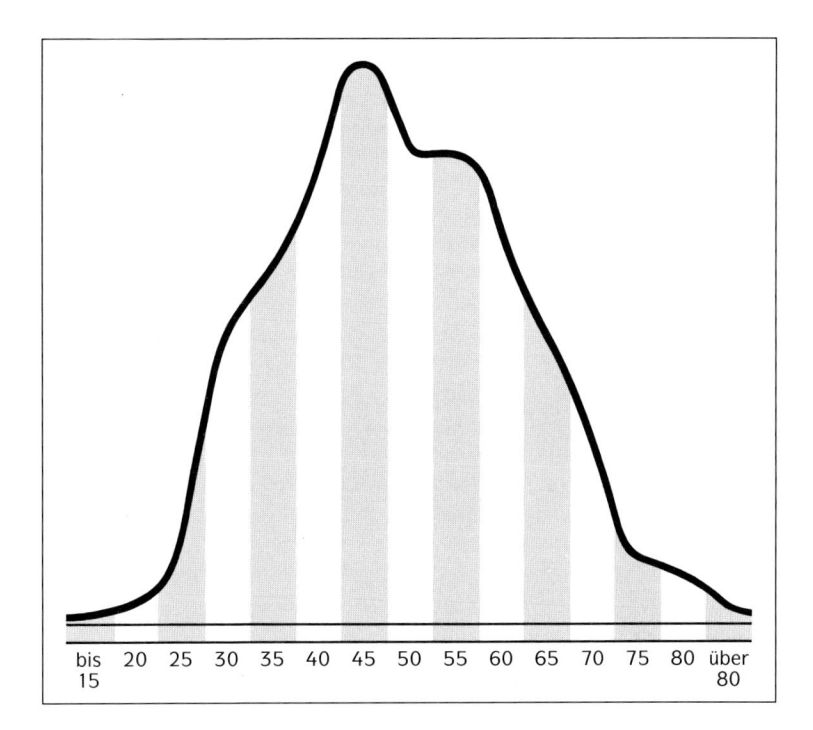

Abbildung 3.
Statistische Altersverteilung der Lumbo-Ischialgien.

Wanderfreudigkeit wie in seiner Jugend, so daß in zunehmendem Alter auch die Häufigkeit von Bandscheibenvorfällen aus diesem Grund nachläßt.

Die Kenntnis der intradiscalen Massenverschiebung und Wertigkeit für das Entstehen von entsprechenden bandscheibenbedingten Beschwerden und Funktionsstörungen ist für das Erkennen, noch wichtiger aber für die Therapie dieser Erkrankungen extrem wichtig. Nur mit dem Verständnis für funktionelle Besonderheiten des Achsenorganes einschließlich seiner neuromuskulären Eigenart ist es möglich, eine Haltungs- und Bewegungstherapie zu konzipieren, die eine weitere Schädigung vermeidet und dazu beitragen soll, bestehende Risiken durch Fehlbelastungen und Fehlhaltungen zu beseitigen oder doch zumindest zu verringern.

3. Der intradiscale Druck

Es wurde bereits oben ausgeführt, daß im Bandscheibeninnenraum in Verbindung mit den Knorpelplatten und dem paravertebralen Gewebe der angrenzenden Wirbel ein osmotisches System besteht. Die Grenze für die Permeabilität zwischen Knorpelplatten und Bandscheibenring einerseits und dem Bandscheibeninnenraum andererseits stellt ein submikroskopisches Maschenwerk dar, das aus den Fasern des Anulus fibrosus besteht. Die im Bandscheibeninnenraum befindlichen Großmoleküle (es sind in erster Linie Mucopolysaccharide) besitzen eine sehr große Anziehungskraft für Wasser und sind deswegen in der Lage, auch gegen die von außen einwirkende Druckkraft ihr Volumen und ihre Kernspannung im Gleichgewicht zu halten. Die Beziehungen dieser Druckverhältnisse innerhalb und außerhalb der Bandscheibe sind schon lange bekannt, exakte Messungen dieser Druckwerte sind am lebenden Menschen aber erst durch *Nachemson* (37) im Jahre 1966 durchgeführt worden. Er hat in einer aufwendigen und vielbeachteten Untersuchung den intradiscalen Druck in der 3. Lendenbandscheibe gemessen, wobei er die Versuchspersonen verschiedenen statischen Bedingungen unterwarf (Abbildung 4).
So konnte er verschiedene Druckwerte im Liegen, im Sitzen unter verschiedenen körperlichen Belastungen messen, die für das Verständnis und die Therapie für bandscheibenbedingte Erkrankungen heute noch eine ausschlaggebende Rolle spielen.

Es wird aber bei der Bewertung des intradiscalen Druckes als solches immer wieder der Fehler gemacht, nicht zwischen intradiscalem Druck bei symmetrischer axialer Belastung und einem durch asymmetrische Belastung der benachbarten Grund- und Deckplatten zu unterscheiden. Vorwärtsbeugung bedeutet nicht **Entlastung**, sondern vermehrte **Belastung** des Diskus.
Untersuchungen von *Kapandji* (24) haben gezeigt, daß die physiologische lordotische Einstellung der Lendenwirbelsäule nur in dieser Position einen symmetrischen axialen Druck auf die gesamte Bandscheibe und ihren Kern ausübt (Abbildung 5).
Wird die neutrale Stellung der physiologischen Lordose in irgendeiner Richtung verlassen, kommt es bei gleichzeitigem axialen Druck (dieser ist ja – wie das Schema von *Nachemson* (37) zeigt – außer im Liegen in allen anderen Positionen wirksam) neben einer Massenverschiebung des Kernes zur entlasteten Stelle des Wirbels gleichzeitig zu einem erhöhten intradiscalen Druck auf der konkavseitigen Bandscheibenportion.
An einem Beispiel sei dies näher erläutert: Im aufrechten Stand unter Beibehaltung der physiologischen Lordose haben wir in der 3. Lendenbandscheibe einen Druck im Bandscheibenzentrum von ca. 100 kp. In dieser Position bestehen gleiche Druckverhältnisse in der gesamten Bandscheibe, sowohl ventral als auch seitlich und dorsal. Der Kern hat in dieser Position keine Tendenz zum Auswandern, also keine Veranlassung zur Massenverschiebung in irgend-

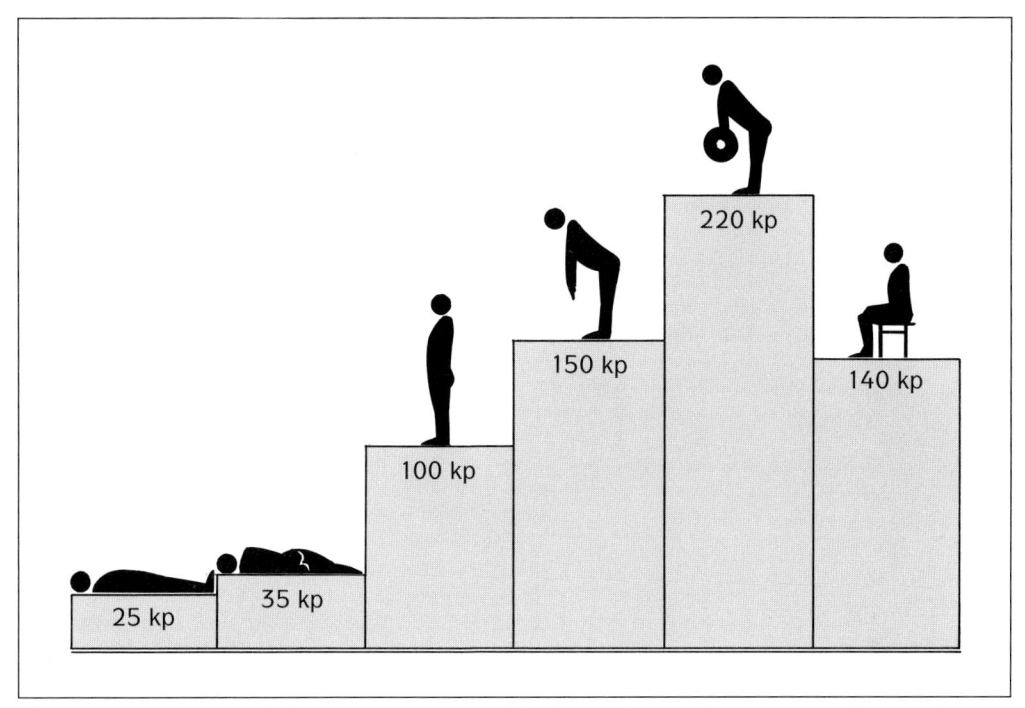

Abbildung 4. Intradiscale Druckmessung (nach *Nachemson*) der 3. Lendenbandscheibe unter verschiedenen Körperpositionen.

Abbildung 5. Bei physiologischer Lordose und kraniokaudaler Belastung besteht keine Kernwandertendenz zum Bandscheibenrand.

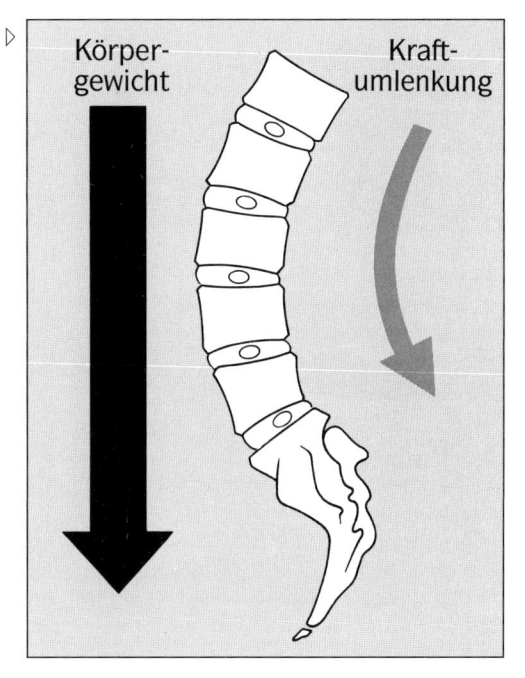

eine Richtung. Bewegt man die Wirbelsäule aus ihrer Neutralstellung in irgendeine andere Position, so ändern sich Druck- und Zugwerte innerhalb der Bandscheibe, wobei der Kern unter erhöhte Druck- oder Zugkräfte geraten kann. Diese unterschiedlichen äußeren Einflüsse auf den Kern sind bis heute nicht eindeutig geklärt. Sicher ist nur, daß der Kern den Weg des kleinsten Widerstandes wählt und dorthin wandert. Nach den klinischen Erfahrungen muß man annehmen, daß bei der Inklination der Wirbelsäule generell eine Kernwanderung nach dorsal erfolgt und zwar durch defekte Maschen des Anulus fibrosus hindurch. Nur die **dorsale** Verlagerung des Kernes verursacht eine Lumbago oder ein Kompressionssyndrom. Eine Verlagerung des Kernes nach ventral oder zur Seite verursacht keine Beschwerden, da hier keine sensiblen Strukturen tangiert werden.

Die Drehachse bei der Inklinations-Reklinationsbewegung im Lendenwirbelsäulenbereich ist nicht einheitlich, wie *White* und *Panjabi* (64) nachgewiesen haben. Sie kann ventral des Längsbandes, aber auch etwa in Höhe der Wirbelgelenke liegen. Die Lage dieser Drehachse ist im wesentlichen abhängig von der Elastizität der Bandscheibe und dem Zustand des Gallertkernes. Ganz verallgemeinert kann man aber feststellen, daß bei der Flexion eine Druckerhöhung im ventralen Abschnitt der Bandscheibe und eine Zugspannung im dorsalen Abschnitt bestehen. (Umgekehrt sind die Verhältnisse bei der Extension, siehe Abbildung 6.)

Bei jedem Individuum wird man daher, abhängig vom anatomischen Substrat der Strukturen, auch individuell verschiedene Druck- und Zugwerte ermitteln können, weil die Drehachse bei jedem Menschen anders lokalisiert ist.

Diese Überlegung hat insofern eine praktische Bedeutung, als z.B. das Sitzen in einer entlordosierten Stellung, wie es üblicherweise, d.h. auf der Schulbank, im Büro, an der Arbeitsstätte und am Schreibtisch, auch beim Sitzen im Auto bevorzugt eingenommen wird, einen erhöhten intradiscalen Druck im vorderen Abschnitt und einen verminderten im dorsalen Abschnitt hervorruft.

Die Hyperextension schadet dem Wirbelgelenk

Wenn – wie oben angeführt – die entlordosierte, d.h. in Kyphose eingestellte Lendenwirbelsäule, einen ungünstigen Einfluß auf die Bandscheibe und deren Grenzstrukturen hat, so führt das andere Extrem der Bewegungshaltung, nämlich die Reklination, d.h. die Hyperextension (Hyperlordose) ebenfalls zu Beschwerden, die von der Vorwölbung des Bandscheibenringes (»bulging effect«) oder aber von den *Wirbelgelenken* ausgehen können. Die Einstellung der Wirbelsäule in Hyperlordose führt nach *Nachemson* (37) zu einer intradiscalen Druckminderung von bis zu 50%, gleichzeitig aber zu einem erhöhten Anpreßdruck auf die senkrecht stehenden Gelenkfacetten. Außerdem werden die Wirbelgelenkkapseln vermutlich gedehnt. Bei entzündlich veränderten Gelenken führt diese Dehnung zu deutlichen Schmerzen.

Die beiden Extremhaltungen (ständige Vornüberneigung im Lumbalbereich und das Gegenteil, die extreme Hyperexten-

6a

6b

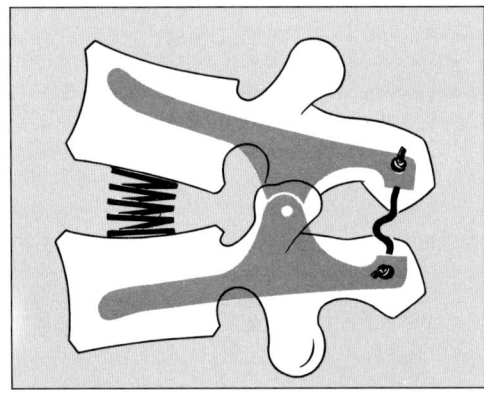

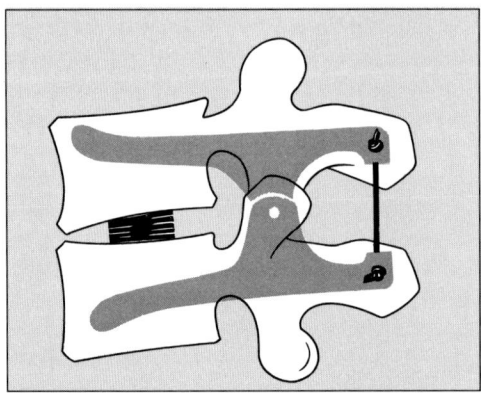

Abbildungen 6a und b. Die Bewegungsachse der Lendenwirbelsäule bei der Flexion (a) und Extension (b) liegt etwa in Höhe der Wirbelgelenke (*Kapandji*).

sion) führen jeweils zu entsprechenden Beschwerden und nachvollziehbaren Strukturveränderungen, einmal im sogenannten vorderen Bogen, d.h. im Bandscheibenbereich, das andere Mal im sogenannten hinteren Bogen, d.h. im Gelenkbereich der Wirbel.

Die Rotationsmöglichkeit der unteren Lendenwirbelsäule ist durch die Gelenkstellung der Facetten erheblich eingeschränkt. Treten dennoch rotatorische Kräfte auf, so werden sie nach ventral, also zum Diskus hin weitergeleitet. Auf Grund der Verlaufsrichtung der Fasern im Anulus fibrosus ist der Diskus aber auf eine enorme Zug- und Druckfestigkeit vorprogrammiert, weniger auf Rotationseinflüsse. Rotatorische Kräfte können daher bei gleichzeitiger Zugspannung Teilrupturen der diagonal verlaufenden Fasern erzeugen. Dies bedeutet für die Praxis, daß bei Flexionshaltungen unter gleichzeitiger Rotation die Gefahr von Mikrotraumen im dorsalen Abschnitt der Bandscheibe besonders groß ist und hier die Möglichkeiten zur Erzeugung einer Dorsaldislokation des Bandscheibenkernes geradezu provoziert werden.

> Flexionsbewegungen unter gleichzeitiger Rotation und zusätzlichem Heben oder Tragen von Lasten sind daher der gefährlichste »Auslöser« für einen Diskusprolaps.

Allein aus dieser biomechanischen Tatsache ergibt sich zwangsläufig die Notwendigkeit, für alle Dauer- und Belastungshaltungen der Lendenwirbelsäule die physiologische Lordose zu fordern.

Nur diese verursacht die geringste Störung an der Bandscheibe einerseits und am Wirbelgelenk andererseits.

> Flexion schadet dem Diskus, Extension schadet dem Wirbelgelenk.

Protrusion und Prolaps

Wenngleich die beiden Begriffe einer Diskusprotrusion (Bandscheibenvorwölbung) und eines Diskusprolaps (Bandscheibenvorfall) vermutlich keiner eigenen Begriffsbestimmung bedürfen, so soll doch zusammenfassend noch einmal kurz Gemeinsames und Unterschiedliches beider Krankheitsbilder besprochen werden.

Sowohl der Vorwölbung als auch dem Vorfall ist gemeinsam, daß jeweils eine intradiscale Massenverschiebung vorangeht. Der weiche Gallertkern hat durch asymmetrische axiale Belastung, vorwiegend durch längere Flexionsfehlhaltung, sich den Weg nach dorsal durch die defekten Maschen der Anulus-fibrosus-Region gesucht und stößt nunmehr auf den äußeren Faserring der Bandscheibe, der gleichzeitig die nach hinten bestehende Begrenzung des Spinalraumes darstellt. Lediglich das hintere Längsband dient noch als zusätzliche Barriere. Nun ist ja nicht die Bandscheibe als solche schmerzempfindlich, vielmehr ist lediglich der äußerste dorsale Anteil des Faserringes sensibel versorgt und daher entsprechend auch druckempfindlich. Wird nun der Bandscheibenkern gegen die hintere Begrenzung des Faserringes gepreßt, so kommt es hier zu entsprechenden Dehnungsreizen, welche die typische Lumbago hervorrufen. Hierbei muß noch gar nicht zwangsläufig eine Einengung des Spinalkanales erfolgen. Wenn kein Druck auf die abgehende Nervenwurzel erfolgt, entsteht natürlich auch keine Ischialgie. Erst die Kompression der abgehenden Nervenwurzel durch eine Raumbeengung führt zum sogenannten Kompressionssyndrom, dem klassischen Bild einer Ischialgie.

Diskusprolaps und Spinalkanal

In den letzten Jahren hat man durch moderne bildgebende Verfahren, insbesondere durch die Computertomographie, aber auch durch vielfache intraoperative Überprüfungen feststellen können, daß die Weite des Spinalkanales von Individuum zu Individuum deutliche Unterschiede aufweisen kann. Vom angeborenen engen Spinalkanal bis hin zu knöchernen Einengungen infolge degenerativer Prozesse über Vernarbungen und entzündlichen Prozessen gibt es viele Möglichkeiten, den sogenannten Reserveraum der abgehenden Nervenwurzeln zusätzlich einzuengen. Jede abzweigende Nervenwurzel hat normalerweise einen begrenzten Ausweichraum. Aus den unterschiedlichen Engeverhältnissen des Spinalkanales und der betroffenen Nervenwurzel erklärt es sich, daß die Enge alleine schon ausreichen kann, um ein Kompressionssyndrom zu erzeugen, ohne daß ein Bandscheibenvorfall oder eine Bandscheibenvorwölbung zwangsläufig vorliegen muß (1). Liegt eine relative Enge vor, so genügen bereits kleine zusätzliche bedrängende Faktoren, um aus einer relativen Enge eine absolute zu produzieren, was etwa durch eine nur sehr leichte Bandscheibenvorwölbung entstehen kann. Andererseits kann ein massiver Prolaps durchaus bei sehr weitem Spinalkanal außer einer lumbalgieformen Beschwerdesymptomatik keinerlei Kompressionssyndrom hervorrufen, wenn die Wurzel genügend Ausweichmöglichkeiten besitzt.

Diese Fälle von weitgehend symptomlos verlaufenden Bandscheibenvorfällen sind hinlänglich bekannt. So hat etwa *Nachemson* (37) kürzlich festgestellt, daß unter 100 beschwerdefreien Probanden computertomographisch bei 17% der Fälle eine Bandscheibenvorwölbung oder ein Bandscheibenvorfall nachgewiesen wurden. Diese Tatsache der Diskrepanz von Bandscheibenvorwölbung bzw. -vorfall und der daraus sich entwickelnden Schmerzsymptomatik ist für die Praxis und die Diagnostik wichtig, da das Röntgenbild und der bildliche Nachweis eines Diskusprolaps für sich alleine ohne eine exakte neurologische Befunderhebung, d.h. ohne gründliche klinische Untersuchung, keine Indikation zu operativer Behandlung darstellen, wie dies leider häufig immer wieder noch mancherorts der Fall ist.

> Nicht das Ausmaß des Bandscheibenvorfalles auf dem Röntgenbild ist für das therapeutische Vorgehen von Bedeutung, sondern allein die klinische (neurologische) Symptomatik.

Prognostisch gesehen ist eine Bandscheibenvorwölbung ohne Zerreißung des äußeren Faserringes und ohne Zerreißen des hinteren Längsbandes verständlicherweise wesentlich günstiger, da durch geeignete Maßnahmen ein Zurückweichen des verschobenen Nucleus pulposus erreicht werden kann. Über diese Möglichkeiten wird an späterer Stelle gesprochen.

Anders schaut es allerdings – prognostisch gesehen – beim perforierten Diskusprolaps aus. Ein einmal perforierter, eventuell sogar sequestrierter Nucleusprolaps kann sich durch mechanische Einflüsse nicht wieder an seine frühere Stelle begeben. Lediglich durch »Austrocknen«, Resorption oder Entfernung auf chirurgischem Weg ist eine gewisse Restitution zu erzielen.

Da die Kompressionssymptomatik beim Bandscheibenvorfall die gleiche sein kann wie bei der Bandscheibenvorwölbung, je nachdem, welche relative Weite im Spinalkanal vorliegt, so läßt sich klinisch kein Unterschied zwischen einem Bandscheibenvorfall und einer Bandscheibenvorwölbung feststellen.

> Klinisch gibt es kein Unterscheidungsmerkmal zwischen Protrusion und Prolaps!

Der Einfluß der Bandscheibenhöhe auf die *Wirbelgelenke* ist von besonderer Bedeutung, da viele Beschwerden primär von der

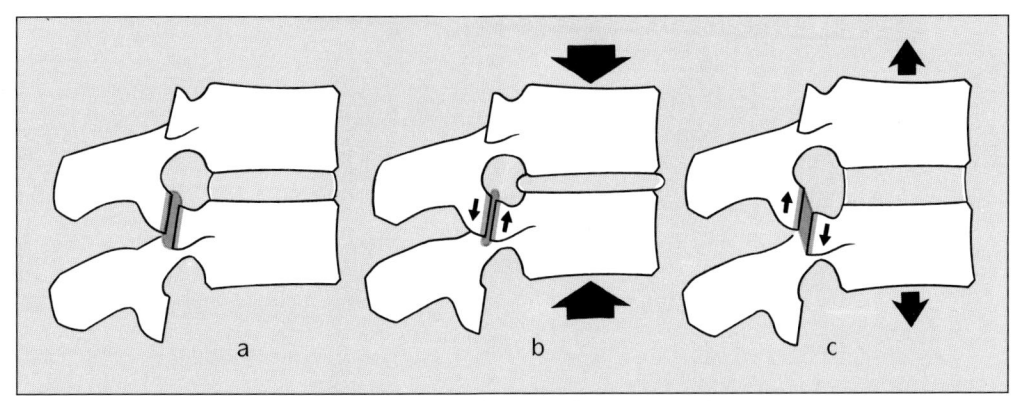

Abbildung 7. a) Normale Verhältnisse. b) Einfluß der Belastung auf die Bandscheibe mit Höhenminderung und Flüssigkeitsabgabe c) Flüssigkeitsaufnahme bei der Entlastung.

Bandscheibe ausgehen und sekundär als Antwort die Wirbelgelenke betreffen.

Aus den Abbildungen 7 und 8 läßt sich leicht verstehen, daß eine Höhenminderung der Bandscheibe (Sinterung) sich zwangsläufig auf die Gelenkmechanik auswirken muß. Das *discoligamentäre Spannungsgleichgewicht* (Gleichgewicht zwischen der Summe der intradiscalen Druckwerte und der Summe der intra- und extradiscalen Zugspannungen) ist gestört und führt zu einer *Segmentinstabilität*.

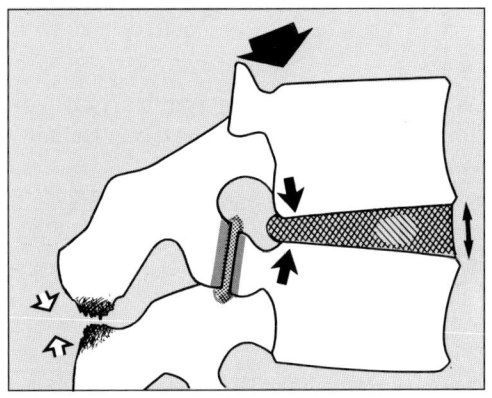

Abbildung 8. Ständige Hyperlordose (Extensionsfehlhaltung) führt zum Facettensyndrom und zum M. Baastrup.

> Jede Bandscheibenerniedrigung wirkt sich nachteilig auf das dazugehörige Wirbelgelenk aus.

Geschieht die Sinterung sehr rasch, wie etwa nach einer Nucleolyse, so kommt es fast regelmäßig zu heftigen Beschwerden im Wirbelgelenkbereich (»Facettensyndrom« und Kapselreizungen). Nozizeptoren in der Kapsel und vermutlich auch an den Facetten bewirken eine Entlastungszwangshaltung in Flexion (Entlordosierung).

Kommt es – was viel häufiger ist – zu einer *allmählichen* Höhenminderung des Zwischenwirbelraumes, so kann sich das Wirbelgelenk dieser langsamen Höhenminderung besser anpassen; diese Anpassung erfolgt ohne besondere Schmerzen. Trotz Schmerzfreiheit kann man eine morphologische Veränderung an den Gelenken feststellen, nämlich in Form einer arthrotischen Umwandlung. Nach *Krämer* (26) ist demnach jede Bandscheibenerniedrigung ebenso wie eine ständige Hyperlordose die Initialzündung zu einer Spondylarthrose. Die ständige Hyperlordose führt zu dem häufig sehr schmerzhaften Bild eines Baastrup-Syndroms (chronisch entzündliche Periostose der Dornfortsätze im befallenen Segment, siehe Abbildung 8).

4. Neurologie – kurz gefaßt

Es soll an dieser Stelle keine zu ausführliche Besprechung der neurologischen Zusammenhänge erfolgen, da das Verständnis der wesentlichen Zusammenhänge der neurologischen und neurophysiologischen Gegebenheiten ausreicht, die Störfaktoren zu verstehen und den richtigen therapeutischen Ansatz zu finden.

Wie im letzten Kapitel ausgeführt, ist es von Bedeutung zu wissen, daß die Bandscheibe mit Ausnahme der hinteren Begrenzung keine sensible Versorgung hat. Die eigentlichen schmerzempfindlichen Strukturen in der Nähe des Wirbelkanals, vorwiegend das hintere Längsband sowie die angesprochenen dorsalen Strukturen des Anulus fibrosus, ebenso aber auch die Knochenhaut und die Wirbelgelenkkapseln werden von einem eigenen Wirbelsäulennerven versorgt, dem *Ramus meningeus,* einem Ast des Spinalnerven. Erst nach Austritt des Spinalnerven aus dem Zwischenwirbelloch zweigt er ab und verläuft wieder zurück in den Wirbelkanal. Hier versorgt er mit sensiblen und sympathischen Fasern den dorsalen Faserring der Bandscheibe, die hinteren Anteile der Gelenkkapsel, die Rückenmarkshaut (Dura mater) und einen Teil der Knochenhaut des Wirbels. Der Spinalnerv selbst teilt sich in einen vorderen und einen hinteren Ast auf, wobei der größere vordere Ast die vordere Körperregion und die Gliedmaßen sensibel, motorisch und sympathisch versorgt. Der kleinere hintere Ast zieht zur Haut und zu den Muskeln des Rückengebietes und gibt gleichzeitig Zweige an einen Teil der Wirbelgelenke, nämlich die äußere Facette und deren Gelenkkapsel, ab. Durch den schleifenförmigen Verlauf des Ramus meningeus ist verständlich, daß alle Störungen im Bereich des Foramen intervertebrale einmal den Spinalnerven selbst, aber auch den Ramus meningeus allein oder beide zusammen irritieren können. Diese »Wetterecke« im Bewegungssegment des Wirbels ist also für die Schmerzentstehung und für die Qualität des Schmerzes von großer Bedeutung.

> Das Foramen intervertebrale ist die Wetterecke des Wirbelsäulenschmerzes.

Irritationen der einzelnen Anteile des Spinalnerven äußern sich, betrachtet man sie getrennt voneinander, recht charakteristisch.
Bandscheibenveränderungen, die einen Reiz auf den Spinalnerven ausüben, können aber auf Grund der Lokalisation entweder solitär den Ramus meningeus alleine betreffen oder aber je nach Lage der Kompression des Spinalnerven eher seinen vorderen oder hinteren Ast irritieren. Kommt es zu einer stärkeren Irritation des vorderen Anteils des Spinalnerven, so überwiegen die »klassischen« Wurzelschmerzen, d.h. die Schmerzausstrahlung erstreckt sich entlang dem Dermatomstreifen, die Sensibilitätsstörung läßt sich durch eine

Gefühlsminderung im entsprechenden Dermatom ablesen. Bei länger bestehender Kompression der vorderen Wurzel kommt es zu Muskelatrophien, die allerdings nicht zu dem Bild einer peripheren Nervenläsion passen.

Sind die Irritationen vorwiegend auf den hinteren Ast konzentriert, dann steht nicht das radikuläre Syndrom im Vordergrund, sondern Beschwerden von seiten der Rückenmuskulatur, der Facetten und Empfindungsstörungen im entsprechenden Hautareal am Rücken. Diese lassen sich palpatorisch durch veränderte Schmerzempfindung und durch eine veränderte Konsistenz (Kibler-Falte etc.) nachweisen. In der Regel sind bei Protrusionen und Prolapsen durch die präganglionäre Kompressionssymptomatik (Irritationen am Spinalnerv *vor* Abgang der einzelnen Äste) Mischbilder vorhanden, die alle drei Anteile des Spinalnerven, also vorderen und hinteren Ast sowie gleichzeitig auch den Ramus meningeus mehr oder weniger gleichzeitig betreffen.

Die nervale Versorgung des Wirbelsegmentes

Wenn wir bis jetzt die nervale Versorgung der Bandscheiben selbst und den Verlauf und die Versorgungsaufgaben des Spinalnerven betrachtet haben, so muß man quasi als Kontrapunkt das Wirbelgelenk, die Bänder und kontraktilen Strukturen hinsichtlich der Nervenversorgung betrachten. Diese Strukturen spielen gleichermaßen für die Statik und Dynamik des Achsenorganes eine sehr wichtige Rolle.

Die Wirbelsäulengelenke sind ja bekanntlich nicht nur passive Träger der Beweglichkeit, sondern haben eine wichtige Regelfunktion in stato-dynamischer Hinsicht.

> Im Wirbelsäulengelenk liegen die Sensoren für Statik und Dynamik.

Das Wirbelgelenk ist Sitz und Fühlerorgan der Propriozeption und ist bestückt mit einer Anzahl von Rezeptoren, die sowohl mit langsamer als auch mit schneller Adaptation versehen sind. Diese Rezeptoren werden vornehmlich durch Dehnungsreize aktiviert. Befindet sich das Wirbelgelenk in der Ruhe- oder Neutralstellung, so senden die langsam adaptierenden Rezeptoren Informationen mit konstanter Frequenz in die höheren Schaltzentralen. Ändert sich die Ausgangsstellung des Gelenkes, etwa durch Inklination der Wirbelsäule, so ändert sich auch die Sendefrequenz dieser Rezeptoren und macht auf die neue Winkelstellung aufmerksam. Die andere Gruppe, die schnell adaptierenden Rezeptoren, entlädt im Neutral- bzw. Ruhezustand des Gelenkes nicht, d.h. gibt keine Signale ab, sondern sendet diese nur während des Bewegungsvorganges selbst. Dies geschieht mit einer Frequenz, die parallel zur Bewegungsgeschwindigkeit liegt. Im Hinterhornkomplex des Rückenmarks laufen gleichzeitig mit diesen Afferenzen auch nozizeptive Ströme ein, die dort gemeinsam verarbeitet werden und eine sogenannte *Vermaschung* erfahren. Die Vermaschung beinhaltet eine Schaltung verschiedener motorischer und sympathischer Bahnen, so daß aus dieser Konstellation Einflüsse auf den Muskeltonus des Rumpfes, aber auch anderer Etagen auftreten. Durch diesen komplizierten »Verbund« kommt es zu Antworten auf Störungen, die zunächst unerklärlich erscheinen. Der Steuermechanismus ist ein »überregionaler« Regelkreis. Die Vermaschung der verschiedenen informativen Afferenzen beinhaltet letztlich auch psychische Einflüsse auf die Haltung und Stellung der Wirbelsäule (59).

Die Komplexität der neurologischen Verhältnisse ist verständlicherweise verwirrend und auch schwer durchschaubar. Die Wechselwirkungen und die Beziehungen verschiedener Organ- und Funktionssysteme zueinander sind auch noch nicht letztlich bekannt, so daß auf dem Gebiet der

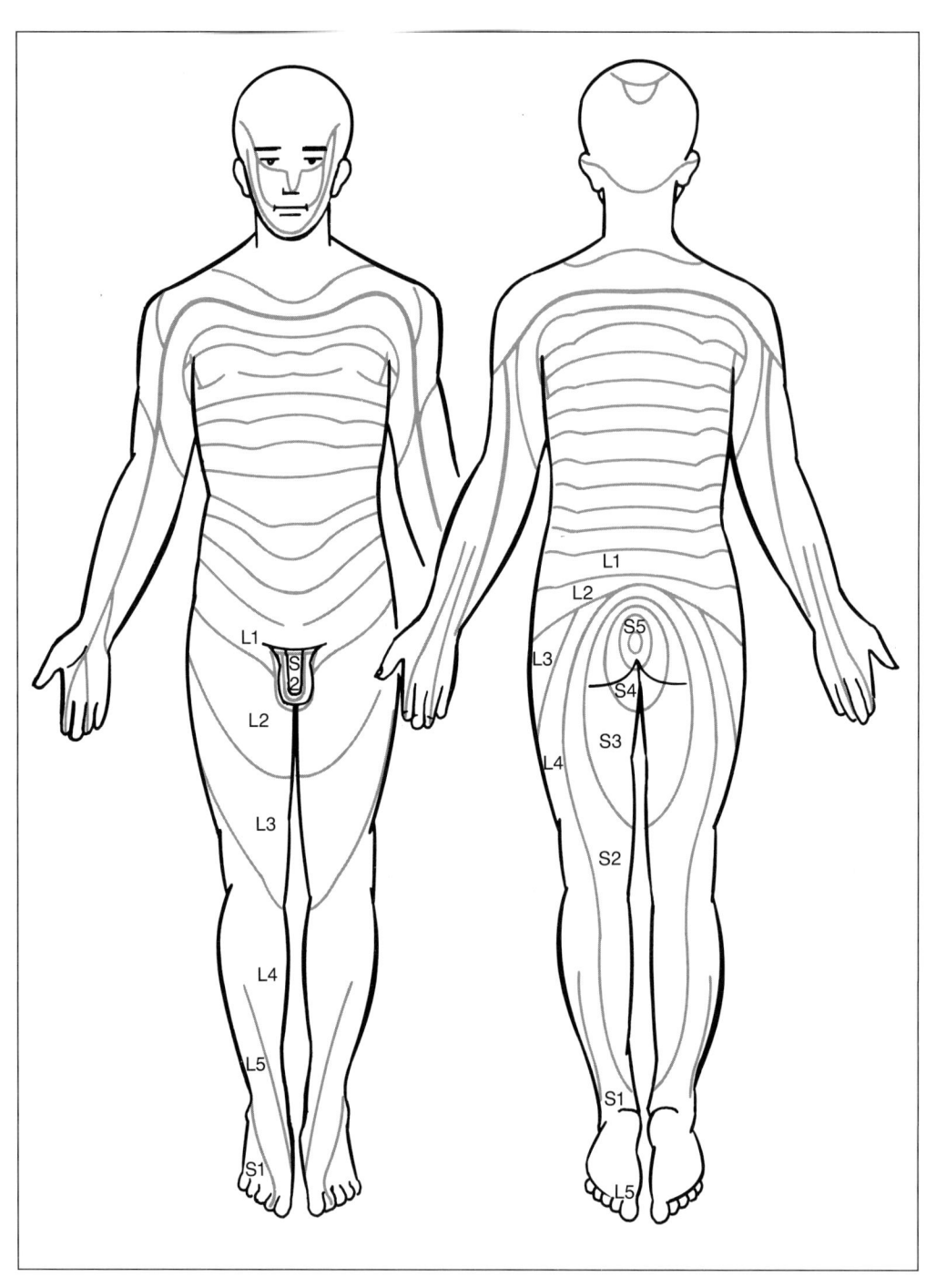

Abbildung 9. Schema der Dermatome nach *Hansen* und *Schliack* sowie wichtigste neurologische Muster bei lumbalen Bandscheibenvorfällen (siehe Tabelle I auf Seite 17).

Neurophysiologie und Neuro-Orthopädie sicherlich noch einige Erkenntnisse zu erwarten sind.

Die Ausführungen sind eigentlich auch nur deswegen in diesem Buch an den Leser herangetragen worden, damit ihm, dem Therapeuten, klar wird, daß nicht eine einzelne Störung solitär vorkommen und diagnostiziert werden kann, sondern daß immer eine komplexe Fehlregulation vorliegt, die nicht nur in ihrer Komplexität erkannt, sondern auch *behandelt* werden muß.

Posturale und phasische Muskeln

Ein zweiter wichtiger, für die spätere Therapie unverzichtbarer neurophysiologischer Aspekt muß an dieser Stelle noch erwähnt werden: Janda (22) hat in den Jahren 1963 bis 1968 anhand von umfangreichen Arbeiten nachgewiesen, daß es beim Menschen mindestens zwei unterschiedlich reagierende Muskelgruppen gibt. Die erste hat eine vorwiegend tonische oder posturale Funktion, die hauptsächlich infolge einer Inaktivität zu Verkürzungen ohne nennenswerte Atrophie neigt. Die zweite Gruppe, die überwiegend als phasisch zu betrachten ist, neigt zur Hemmung, Abschwächung und sogar zur Pseudoparese, wenngleich auch hier gleichzeitig Verkürzungen zu beobachten sind.

Die erstgenannte Gruppe (posturale Muskeln), die insbesondere statische Arbeit leistet und daher durch ihre ständige Aktivität einen weitgehenden Dauertonus besitzt, beteiligt sich an den verschiedensten Bewegungsabläufen häufiger als die zweite Gruppe (phasische Muskeln). Das bedeutet, daß das tonische, posturale System mehr aktiviert wird als das phasische. Der Umstand wird durch anatomische und physiologische sowie phylogenetische Grundlagen erklärt. Bei gesunden Menschen stehen die posturalen und die phasischen Gruppen nahezu im Gleichgewicht, feine Unterschiede bzw. das Überwiegen der posturalen Systeme lassen sich nur durch elektromyographische Messungen nachweisen.

Tabelle I. Wichtigste neurologische Muster bei lumbalen Bandscheibenvorfällen

Wurzel	Bandscheibe	Muskeln	Reflexe	Sensibilität	EMG	Myelogramm
L4	L3/L4	Tibialis anterior	Patellarsehnenreflex	medialer Anteil des Beines	Fibrillationen oder steile Wellen des Tibialis anterior	Vorwölbung in Höhe L3/L4
L5	L4/L5	Extensor hallucis longus	keine (bzw. Tibialis-posterior-Reflex)	lateraler Anteil des Beines und Fußrücken	Fibrillationen oder steile Wellen des Extensor hallucis longus	Vorwölbung in Höhe L4/L5
S1	L5/S1	Peronaeus longus und brevis	Achillessehnenreflex	lateraler Fußrand	Fibrillationen oder steile Wellen des Peronaeus longus und brevis	Vorwölbung in Höhe L5/S1

Bei der kleinsten Abnormität, etwa einer Einseitigkeit der Bewegungsansprüche (Leistungssportler) oder einer erzwungenen Bewegungsarmut, etwa durch postoperative Immobilisation oder ähnliches, ändert sich das Gleichgewicht sehr schnell. Dies kann dann auch klinisch sehr rasch nachgewiesen werden. *Janda* (22) hat festgestellt, daß jeder Skelettmuskel mehr oder weniger zur einen oder anderen Gruppe zuzuordnen ist, wobei allerdings immer Mischformen bestehen, die auch individuell unterschiedlich sind.

Zur vorwiegend *posturalen Gruppe* gehören:

— oberer Anteil des M. trapezius
— M. levator scapulae
— ein Teil des M. pectoralis major
— der lumbale Anteil der Rückenstrecker
— M. quadratus lumborum
— M. iliopsoas
— M. tensor fasciae latae
— M. rectus femoris
— M. gastrocnemius

Die Hauptvertreter der *phasischen Gruppe,* also diejenigen, die zur Hemmung, Abschwächung und Pseudoparese neigen, sind:

— mittl. und distaler Anteil des M. trapezius
— M. serratus lateralis
— Mm. rhomboidei
— Bauchmuskeln
— Glutealmuskeln
— M. soleus

Alle anderen Skelettmuskeln sind vorwiegend gemischt, verhalten sich also, was die Verkürzungsneigung bzw. die Neigung zur Abschwächung betrifft, neutral.

Störungen, die ein Überwiegen der Kraft der tonischen Gruppen bewirken, führen zu dem Zustandsbild der *Muskeldysbalance.*

Ein wichtiger Entstehungsmechanismus dieser Muskeldysbalance sind aber nach wissenschaftlichen Untersuchungen von *Brügger* (3) Fehlbelastungen der Strukturen des arthromuskulären Systems. Es kann als gesichert gelten, daß allein eine unphysiologische Belastungshaltung im arthromuskulären System die funktionsabhängigen Muskelgruppen über propriozeptive Afferenzen der Gelenkrezeptoren je nach ihrer Zugehörigkeit zur posturalen oder phasischen Gruppe unterschiedlich beeinflußt und somit zu einer muskulären Dysbalance führt. So hat man feststellen können, daß alle die Muskeln, die durch ihre Funktion die Fehlhaltung verstärken, reflektorisch über die efferenten Einflüsse *gehemmt* werden und alle diejenigen Muskeln, die durch ihre Funktion die Fehlhaltung beseitigen helfen, *aktiviert* werden. Die letztgenannte reflektorische Beeinflussung gilt für *alle* Muskeln, unabhängig vom histologischen Aufbau und der Zugehörigkeit zu den erstgenannten Muskelgruppen. (Beispiel: Ein schmerzhafter Kniegelenkerguß führt über diese Afferenz-Efferenzmeldung zu einer elektromyographisch deutlich verminderten Aktivität des Rectus femoris, der nach Beseitigung des schmerzhaften Ergusses elektromyographisch annähernd wieder normale Werte aufweist.)

Wenn man die Vorstellungen von *Brügger* (2) als erwiesen unterstellt, so ergibt sich daraus zwangsläufig die Forderung, daß die Wiederherstellung der physiologischen Gelenkfunktion (Beseitigung der Ursachen: Entzündung, Fehlstellung, Blockierung etc.) die propriozeptiven und nozizeptiven Afferenzen beseitigt und schon daher eine Normalisierung der Muskelbalance wieder eintritt. Bestehen andererseits Störungen der Muskelfunktion durch chronische Fehlhaltung, indem etwa der Ansatz und Ursprung des Rectus abdominis durch ständige Inklinationsfehlhaltung erzeugt wird, so kommt es hier zu einer Verkürzung der geraden Bauchmuskeln. Wenngleich die Bauchmuskulatur zu den klassischen Vertretern der vorwiegend phasischen Gruppen zählt, entsteht hier dennoch eine funktionell sich bedeutsam auswirkende Verkürzung dieser Muskulatur, die, auch wenn sie hypotroph wird, durch ihre Verkürzung erhebliche Einflüsse auf die Entstehung des muskulären Ungleichgewichts hat. In der Praxis sieht der Zustand dann so aus, daß bei dem Versuch, sich aufzurichten, die physiologische Dehnfähigkeit der geraden Bauchmuskulatur nicht mehr möglich ist und aus diesem Grund die physiologische Lendenlordose mangels fehlender ventraler Beckenkippung nicht oder nur ungenügend möglich ist. Nun kommt es kompensatorisch unter Beibehaltung des zu kurzen sternosymphysalen Abstandes zu einer Hyperlordose, die ja, wie oben bereits angegeben, zu erheblichen schmerzhaften Zuständen, insbesondere der Wirbelgelenke und Facetten, führen kann, wenn sie lange genug bestehen bleibt.

Man muß bei diesem Beispiel nochmals ganz klar betonen, daß die Auslösung der muskulären Dysbalance also nicht primär in der hyperlordotischen Einstellung der Lendenwirbelsäule liegt, sondern daß die Hyperlordose eigentlich nur Folge der Verkürzung der Bauchmuskulatur ist, wenngleich die Bauchmuskulatur hypotroph und insuffizient ist!

Alle Muskeln, die – aus welchen Gründen auch immer – nicht gedehnt werden, verkürzen sich, gleichgültig, ob sie zur vorwiegend phasischen oder posturalen Gruppe zählen. Lediglich die vorwiegend phasischen atrophieren dabei, während die vorwiegend posturalen eine nur sehr geringe Atrophie erfahren.

Reziproke Innervation induziert die Muskeldysbalance

Aus den oben genannten Ausführungen ergibt sich jetzt auch die verständliche Schlußfolgerung, daß bei bestehender Muskeldysbalance die nach wie vor aktivere posturale Gruppe durch die Gesetzmäßigkeit der reziproken Innervation eine immer stärkere Muskeldysbalance herbeiführen möchte, die schließlich bis zur Pseudoparese der phasischen Gruppe eskalieren kann.

Bei der Statik zeigt sich diese Dysbalance in typischer Form: es kommt zur Ausbildung einer Beckenkippfehlstellung mit gleichzeitigem Herabziehen des Sternums nach kaudal, was an der Wirbelsäule eine vermehrte Brustkyphose und eine verstärkte Lendenlordose verursacht, verbunden mit einer Fehleinstellung des Kopfes nach ventral, vermehrter Innenrotation der Schultern, Verkürzung der Trapezius- und Levatorscapulae-Muskulatur, Verkürzung der Pectoralis-Gruppen und Ausbildung der typischen Genua recurvata. Gleichzeitig findet man fast immer schmerzhafte tendomyotische Bezirke im Bereich der Ischiocruralmuskulatur sowie auch der Bauchmuskeln.

Muskeldysbalance und gestörte Dynamik

Die Muskeldysbalance spielt natürlich bei der Dynamik insofern eine wichtige Rolle, als hier Abweichungen verschiedener Bewegungsabläufe, etwa beim Gehen, sich auswirken müssen. Durch Verkürzung der Hüftbeuger und der Rückenstrecker und gleichzeitiger Abschwächung der Kraft der Bauch- und Gesäßmuskulatur (phasische Gruppe), die gleichzeitig aber auch verkürzt sind, kommt es zu einer Dauerfehlstellung der Hüftgelenke in leichter Flexion und Anteversion des Beckens, verbunden mit der bereits beschriebenen Hyperlordose der Lendenwirbelsäule. Dadurch kommt es beim Stand zur Änderung der Druckverhältnisse in den unteren Lendenwirbelsäulensegmenten, aber auch im Bereich der Hüftköpfe mit Überlastung der Knochen und Bänder im Bereich dieser Partien.

Bei dem Versuch zu gehen, kommen die mangelhafte Hüftextension und die mangelhafte Hüftabduktion durch Überwiegen der Adduktoren zum Tragen. Um ein volles Bewegungsausmaß beim Gehen zu erzielen, müssen nämlich die Hüftextension und die Hüftabduktion durch eine starke Mitbewegung des Beckens kompensiert werden. Besteht eine Glutaeus-Insuffizienz, so kann man die Hüfthyperextension und die Hüftabduktion nicht genügend ausführen, es verschiebt sich das Zentrum der Bewegung daher aus dem Hüftgelenk in die untere Lendenwirbelsäule. Hier muß es dann zwangsläufig bei jeder Extensionsbewegung des Spielbeines kompensatorisch zu einer Hyperextension der Lendenwirbelsäule kommen. Dies äußert sich in vermehrten Beschwerden, insbesondere an den Wirbelgelenken, den Facetten und den Gelenkkapseln, ein krankhafter Zustand, wie dies in Kapitel 3 ausführlich beschrieben wurde.

Daß sich aus einer solchen muskulären Dysbalance für den Therapeuten außerordentlich wichtige Gesichtspunkte ergeben, versteht sich aus dem oben Gesagten. Die Wichtigkeit der Erkennung von verkürzten Muskelstrukturen und die sich daraus ergebende Notwendigkeit, solche Verkürzungen richtig zu therapieren, steht in der Palette der Behandlungsmöglichkeiten an oberster Stelle.

5. Befunderhebung

Wenngleich sich bei der Untersuchung des Patienten mit bandscheibenbedingten Beschwerden sicherlich kein einheitlicher Untersuchungsgang festlegen läßt, spricht die Erfahrung doch für das Vorgehen in bestimmter Reihenfolge. Dies ist nicht nur taktisch sinnvoll, sondern erspart auch insgesamt Untersuchungszeit. Bevor der erste Untersuchungsgang überhaupt beginnt, ergeben sich alleine schon beim ersten Sichtkontakt des Untersuchers mit seinem Patienten die ersten diagnostischen Hinweise.

Der Schmerz und seine Bewertung

Der Bandscheibenleidende sucht ja seinen Therapeuten, in der Regel den praktischen Arzt oder den Orthopäden, primär wegen der akuten Beschwerden auf. Die Beschwerdeschilderung und der erste Aspekt des Kranken bei Betreten des Untersuchungszimmers sind die ersten diagnostischen Schritte.
Die Schmerzempfindung und Schmerztoleranzgrenze sind bekanntlich bei jedem Menschen verschieden und bei ein und demselben Menschen auch unter verschiedenen äußeren Bedingungen Schwankungen unterworfen. Die Schmerzintensität alleine läßt also keine sicheren Rückschlüsse auf die Schwere der Erkrankung zu.
Beim Beginn der Kontaktaufnahme im Gespräch des Untersuchers mit dem Patienten ergibt sich schon der erste Hinweis auf die Erkrankung, nämlich die Äußerung des Patienten über seinen Schmerz schlechthin. Aus der Beschreibung des Schmerzes läßt sich für einen erfahrenen Therapeuten schon eine Menge ablesen, so daß es wertvoll ist, sich verschiedene Fragen bezüglich des Schmerzes genau beantworten zu lassen:

— wie hat es begonnen?
— wie lange besteht der Schmerz?
— wo ist der Schmerz?
— wann tritt der Schmerz auf?

Wie hat es begonnen?

Die Art und Weise, wie es zu Schmerzen gekommen ist, wie lange diese schon bestehen, sind nicht nur für die Diagnose, sondern auch sicherlich für eventuelle spätere therapeutische Entscheidungen von Wichtigkeit. Häufig wird ein sogenanntes »Verhebetrauma« angegeben. Ein Umstand, der fälschlicherweise bei den meisten Patienten, aber auch bei vielen Therapeuten zu der Vorstellung geführt hat, daß jeder Bandscheibenvorfall durch ein akutes Ereignis entstanden ist.

> Beim Entstehen eines Bandscheibenvorfalles ist meistens *kein* Ereignis schuld.

Die typische Entstehung eines Bandscheibenvorfalles

Die genaue Befragung und Anamnese von Schmerzangaben zeigen, daß mehr als die Hälfte aller Patienten mit einem Bandscheibenvorfall keine genaue Ursache über das Auftreten der ersten Schmerzsymptome angeben können. Häufig sind länger bestehende Fehlbeanspruchung der Wirbelsäule, meist in der Flexionshaltung, und falsche Bewegungsmuster die eigentliche Ursache für das Auftreten von bandscheibenbedingten Erkrankungen. Ein typischer Entstehungsmechanismus läßt sich auf Grund von vielen Befragungen folgendermaßen rekonstruieren:

Längeres Verharren in vornübergebeugter Stellung der Lendenwirbelsäule (Arbeiten in gebückter Stellung, langes Sitzen, stereotype Fehlhaltung beim Arbeiten am Fließband oder über der Werkbank) führen zu einer intradiscalen Massenverschiebung des Bandscheibenkernes nach dorsal. Fast unbemerkt kann es zu einem Prolaps kommen, weil in der Flexionshaltung durch die Weitstellung der Foramina intervertebralia die Nervenwurzel noch Ausweichraum besitzt. Erst beim Versuch, sich aufzurichten und eine normale Lordose herzustellen, tritt blitzartig der Kompressionsschmerz auf, welcher den Betroffenen zwingt, sofort wieder die Flexionshaltung einzunehmen. Auch ohne Eintreten eines solchermaßen »spontanen Prolapses« birgt das zeitlich langsame Wandern des Kernes nach dorsal während der Flexionshaltung aber auch eine andere schleichende Gefahr in sich, als jetzt abrupte Bewegungen der Wirbelsäule in die Geradstellung oder sogar in die Hyperextension eine sehr starke Druckbeanspruchung der dorsalen Strukturen der Bandscheibe hervorrufen. Der in diesem Abschnitt gerade lokalisierte weiche Kern kann sich nicht schnell genug wieder in seine zentrale Position begeben, so daß häufig diese Extensionsstellung nach vorheriger Flexion eigentlich erst das auslösende Moment zur Erzeugung einer Protrusion oder eines Diskusprolapses darstellt. Wenn zu dieser Hyperextension auch noch eine unphysiologische Belastung der Wirbelsäule hinzukommt, etwa durch falsches Tragen eines Gegenstandes in der Armvorhalte oder durch eine zusätzliche Rotation der Lendenwirbelsäule, dann entsteht der kritische Augenblick, in welchem Belastung und Belastungsfähigkeit in einem deutlichen Mißverhältnis stehen.

Streng genommen ist also nicht die Hyperextension an sich die Gefahr, sondern nur die Hyperextension nach länger vorbestehender Flexionsfehlhaltung!

Wie lange besteht der Schmerz?

Auch diese Frage ist insofern von Bedeutung, als nach den heutigen Erfahrungen eine Ischiassymptomatik, die mehr als vier bis sechs Wochen besteht, eine schlechtere Prognose hinsichtlich der konservativen Therapie aufweist, als eine Symptomatik, die erst wenige Tage besteht.

Wo ist der Schmerz?

Die Angaben des Patienten über die Schmerzlokalisation und Schmerzausbreitung läßt schon vor dem eigentlichen Untersuchungsgang grob unterscheiden, ob es sich um eine Lumbalgie ohne oder mit radikulärer Beteiligung handelt. Nicht selten werden auch bilaterale Beschwerden angegeben, die besonders kritisch und genau zu untersuchen sind.

Häufig wird angegeben, daß die Schmerzsymptomatik mit zunächst tiefsitzenden Kreuzschmerzen beginnt, welche sich in die eine Gesäßhälfte verlagern. Von dort projiziert sich der Schmerz gerne in die Leistenregion oder entlang der Oberschenkelrückseite in Richtung des Kniegelenks. Manchmal strahlt der Schmerz auch bis zum Fuß

aus, häufig läßt er aber dabei in der Kreuzregion wieder nach.
Auch bei spontaner Besserung der Ausstrahlungsschmerzen in das Bein findet man noch häufig den zentripedalen Weg der Schmerzen, d.h. Beginn in der Kreuzregion und Verlagerung in den Fuß.

> Volksmund:
> »Der Ischias wandert zum Fuß heraus«.

Wann tritt der Schmerz auf?

Wichtig ist die Angabe über die *Positionsabhängigkeit* der Schmerzen. Auch der Hinweis über den Wechsel der Beschwerden im Tag- und Nachtrhythmus gibt wertvolle diagnostische Hinweise. Wissen wir doch, daß die Bandscheibenhöhe während der Nacht durch die osmotischen Regulationsvorgänge zunimmt und dabei die Kompression der Gelenkfacette zurückgeht. Andererseits kann durch ungünstige Lagerung während der Nacht eine intradiscale Massenverschiebung stattfinden, die erst im Verlauf der ersten Morgenstunden durch »Arrangieren« des Bandscheibenkernes sich wieder behebt.

Schmerz bei Pressen, Husten und Niesen

Auffällig und für fast alle bandscheibenbedingten Erkrankungen gemeinsam ist die Verstärkung der Schmerzen beim Pressen, beim Husten und Niesen. Durch Erhöhung des intraabdominalen und intrathorakalen Druckes wird über den Weg der klappenlosen epiduralen Venengeflechte auch der intradiscale Druck erhöht, wie dies *Nachemson* (37) durch Messungen nachweisen konnte.

Die Inspektion des Schmerzpatienten

Nach Klärung der Fragen über die Art und Weise des Schmerzes kann nun der eigentliche Untersuchungsgang beginnen.
Der erfahrene Untersucher findet schon am nicht ausgekleideten Patienten häufig die ersten diagnostischen Hinweise. Oft sieht man bei akuten Ischiassyndromen Patienten mit dramatischen (manchmal komisch wirkenden) Haltungen der Wirbelsäule, die nicht einheitlich in eine bestimmte Bewegungsrichtung gehen müssen (Abbildung 10). So findet sich zwar meist eine

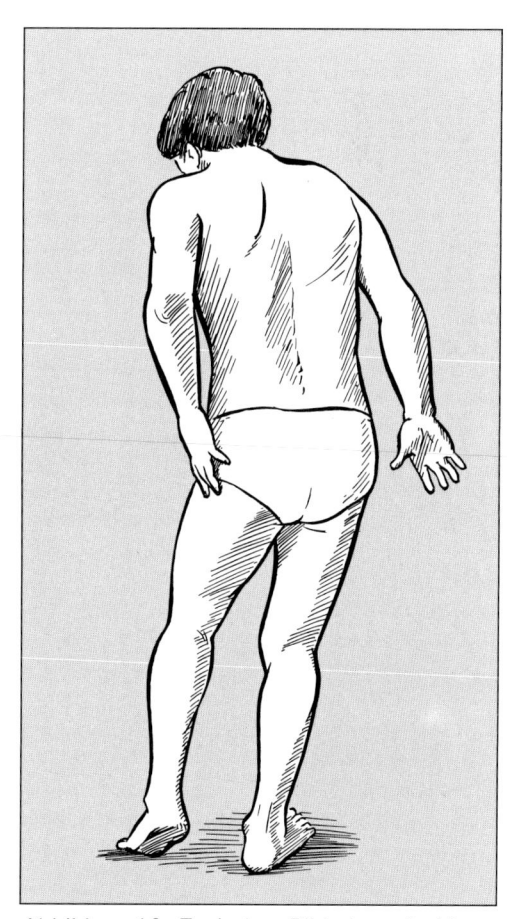

Abbildung 10. Typisches Bild eines »Ischias«-Patienten.

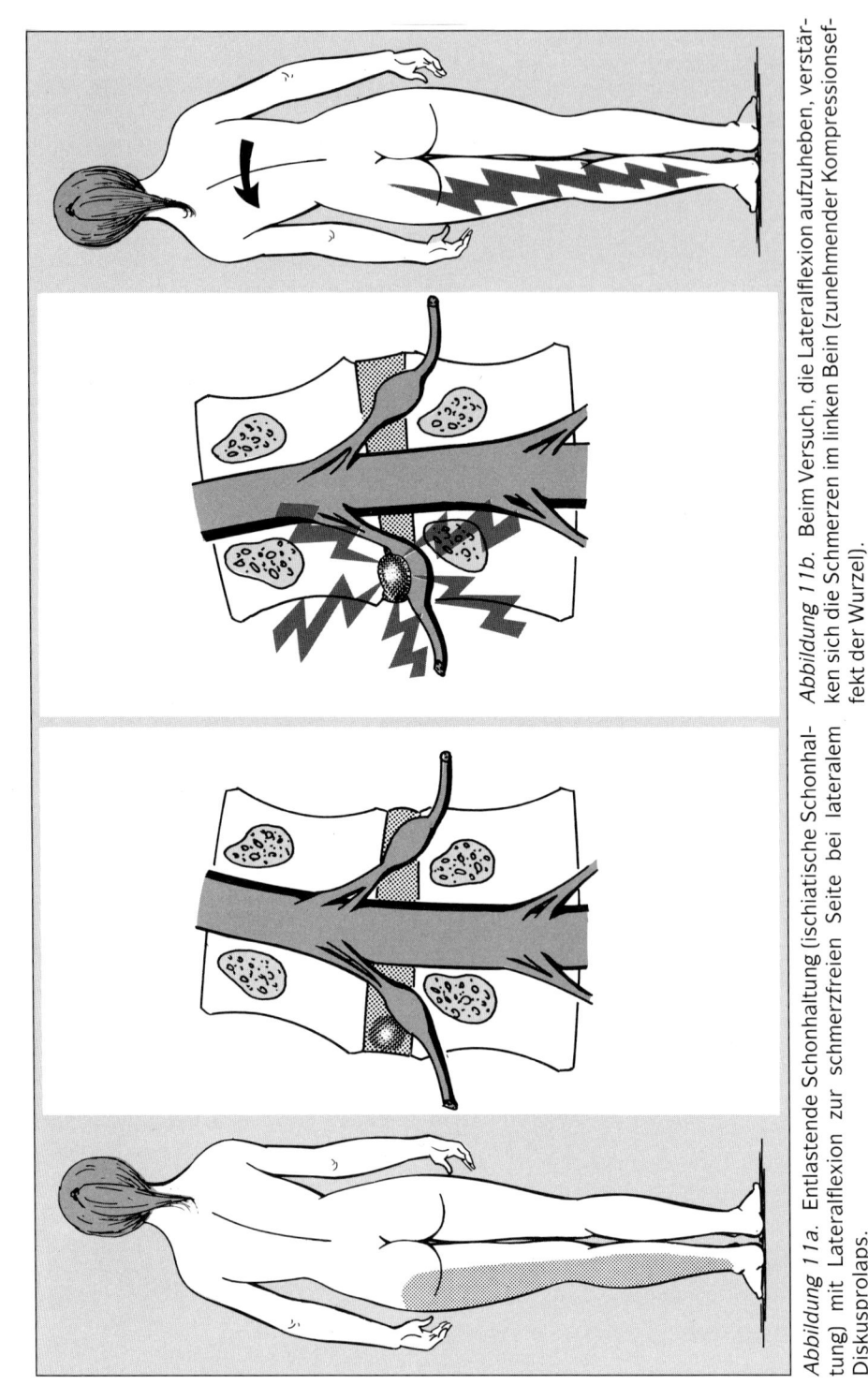

Abbildung 11a. Entlastende Schonhaltung (ischiatische Schonhaltung) mit Lateralflexion zur schmerzfreien Seite bei lateralem Diskusprolaps.

Abbildung 11b. Beim Versuch, die Lateralflexion aufzuheben, verstärken sich die Schmerzen im linken Bein (zunehmender Kompressionseffekt der Wurzel).

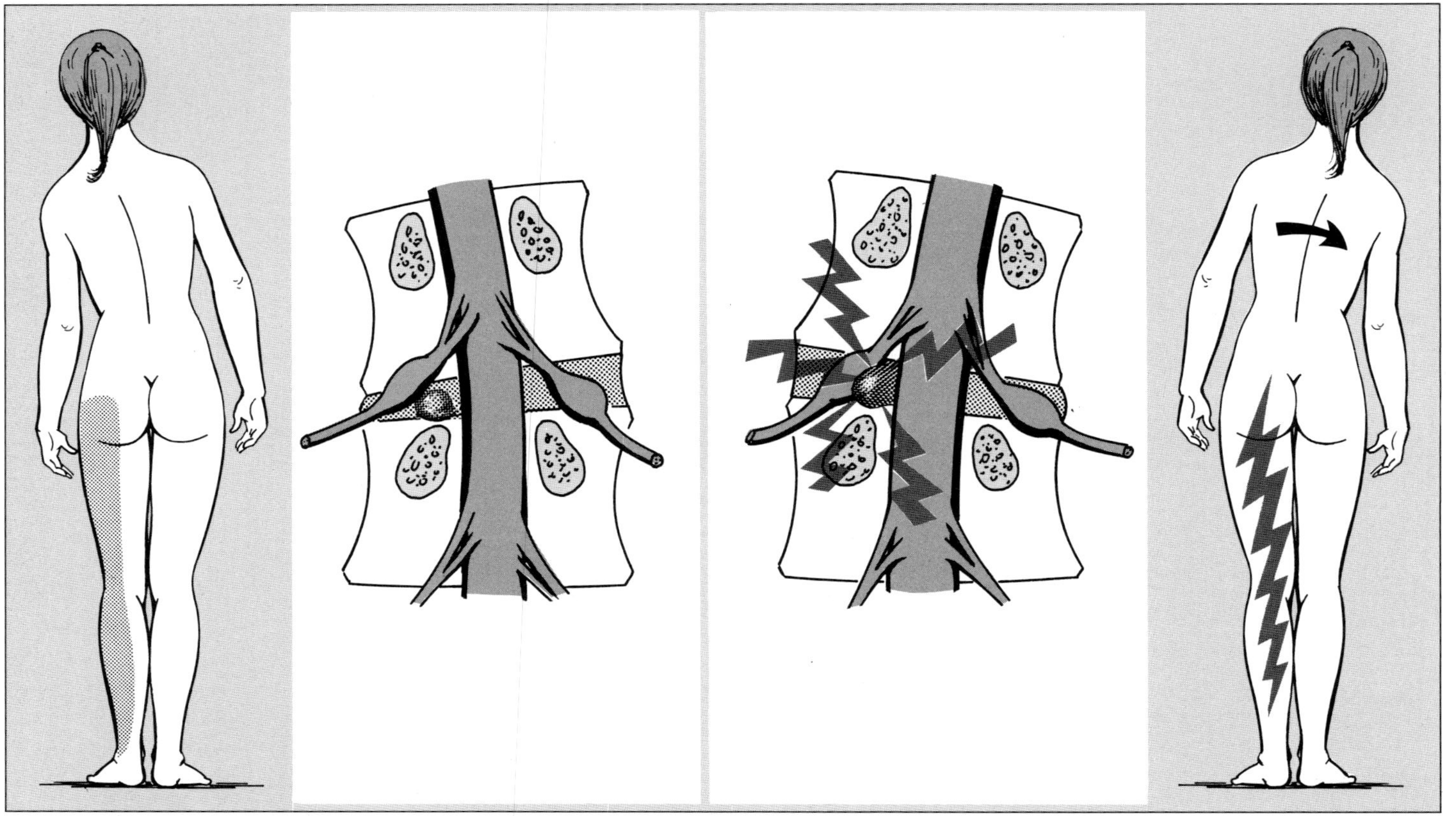

Abbildung 12a. Entlastende Schonhaltung (ischiatische Schonhaltung) mit Lateralflexion zur Schmerzseite bei mediolateralem Diskusprolaps.

Abbildung 12b. Beim Versuch, die Lateralflexion aufzuheben, verstärken sich die Schmerzen im linken Bein (zunehmender Kompressionseffekt der Wurzel).

Schmerzschonhaltung der Wirbelsäule in die entgegengesetzte Richtung der Ischias-Symptomatik. Es besteht dabei etwa bei einer Schmerzausstrahlung in das linke Bein ein Ausweichen des Oberkörpers nach rechts, häufig verbunden mit einer Flexionsschonstellung. In dieser Position verspürt der Patient die geringsten Ausstrahlungsschmerzen (siehe Abbildung 11a).

Sobald man ihn auffordert, »gerade« zu stehen, verstärken sich die Beschwerden akut, meist kann er die gewünschte Geradehaltung gar nicht einnehmen (Abbildung 11b). In einigen Fällen neigt sich aber der Ischiaspatient zur Schmerzseite hin, also homo-lateral, was für den aufmerksamen Untersucher wiederum ein diagnostisches Merkmal darstellt (siehe Abbildung 12a und b).

Je nachdem, ob der Druck des Bandscheibenvorfalles bzw. der -vorwölbung auf die »Schulter« oder in die »Achsel« des Spinalnerven drückt, kann der Betroffene durch bestimmte Körperhaltungen die Kompression verringern. Einmal geschieht dies in Richtung weg von der Schmerzseite (Abbildung 11a), das andere Mal eher in Richtung zur Schmerzseite (Abbildung 12a). Ist die sogenannte Schonhaltung im Stand nur angedeutet vorhanden, so kann man häufig eine deutliche Abnahme der Ausweichbewegung erkennen, wenn sich der Patient nach vorne neigen soll. Die Raumbeengung bei der Flexion innerhalb des Spinalkanales wird bei der Flexion dabei geringer.

Alle diese Ausweichhaltungen (ischiatische Schonhaltungen) geschehen selbstverständlich unbewußt und sind Folge der früher beschriebenen nozizeptiven Afferenzen, ausgehend von den nervalen Strukturen des hinteren Bandscheibenringes, der Dura und des Längsbandes.

Ursache für die gehäuften Vorfälle zwischen L4 und S1

Die häufigsten Bandscheibenvorfälle ereignen sich an den beiden untersten Bandscheibenräumen, die anteilmäßig etwa gleich häufig betroffen werden. Zusammen machen sie aber etwa 95% aller Bandscheibenvorfälle aus. Die Ursache für die häufige Lokalisation in den beiden untersten Etagen liegt darin begründet, daß in dieser Höhe der dorsale Bandscheibenring durch das hintere Längsband nicht mehr genügend gut zusätzlich stabilisiert wird. Unterhalb des Segmentes L3, insbesondere im lateralen Abschnitt der dorsalen Bandscheibenbereiche, nimmt die Festigkeit des hinteren Längsbandes deutlich ab und weist stellenweise sogar Lücken auf. Hier handelt es sich also um eine typische Schwachstelle, ein »locus minoris resistentiae.«

Zur Pathogenese der Häufigkeit der Vorfälle in diesen Segmenten kommt aber noch zusätzlich eine andere anatomische Besonderheit ins Spiel: Der 4. und 5. Lendenwirbel ist jeweils über das Lig. iliolumbale mit der Beckenschaufel verbunden. Die wesentliche Funktion dieses Bandes ist die Stabilisierung der beiden unteren Lendenwirbelkörper in frontaler Richtung, was sich insbesondere beim Gehen auswirkt, da hier bei jedem Schritt eine Rotationskomponente auf die unteren Lumbalsegmente ausgeübt wird. Da die früher bereits beschriebene Stellung der Gelenkfacetten in der Lendenwirbelsäule eine Rotation so gut wie unmöglich macht, kommt jede Rotationsbewegung somit als Scherbewegung im Diskus an. Die häufig zu findende entlordosierte stereotype Körperhaltung führt zu einer dorsalen Beckenaufrichtung. Die Drehbewegung des Beckens findet dabei um die Frontalachse des Hüftgelenkes statt. Kommt es, wie oben beschrieben, aber zur dorsalen Beckenaufrichtung, so führt das dazu, daß der Schwerpunkt der axialen Druckbelastung der Wirbelsäule *hinter* die Drehachse im Hüftgelenk zu liegen kommt. Dadurch entsteht ein Lastarm, der auch auf die Stellung des Sacrums ein dorsales Drehmoment ausübt.

Bei der so entstehenden Einstellung werden die iliolumbalen Bänder chronisch überdehnt, so daß schließlich daraus eine Instabilität (Hypermobilität) resultiert. Die Hypermobilität aber bedeutet, daß die anfangs angesprochenen Rotationsbewegungen beim Gehen und Laufen schließlich den empfindlichen Diskus erreichen, der ja bekanntlich auf rotatorische Kräfte äußerst empfindlich reagiert und vorzeitig verschleißt.

> Die ständige Aufhebung der physiologischen Lordose führt über Überdehnungen wichtiger Bandstrukturen zur Hypermobilität des Segments und zum vorzeitigen Verschleiß der Bandscheibe.

Untersuchung im Liegen

Jetzt erst tritt die Untersuchung in die Phase, in welcher der Untersuchende erstmals in körperlichen Kontakt mit seinem Patienten kommt. Es bewährt sich hierbei, immer erst die gesunde Extremität zu untersuchen, um sich ein Bild über die »normale« Funktion zu machen. Außerdem schafft man mit der zunächst schmerzfreien Untersuchung der gesunden Seite eine günstige »Kontaktaufnahme«, die ja für die weitere Untersuchung von großer Bedeutung ist. Immer soll die Untersuchung äußerst feinfühlig vor sich gehen. Nur wenn man den Ischiaspatienten wie ein »rohes Ei« untersucht, lassen sich Feinheiten, etwa die Muskelspannung, die Hauttemperatur oder die Reflexaktivität differenzieren. Zu forsche Untersuchungen, auch unter Zeitdruck, führen zu zusätzlichen ängstlichen Verspannungen des Patienten in Erwartung von zusätzlichen Schmerzen durch die Untersuchung. Jede gewünschte Kooperation zur Erleichterung der Diagnostik wird dadurch zunichte gemacht.
Der Schmerzpatient soll auf der Untersuchungsliege nach Möglichkeit so gelagert werden, daß er, soweit es die Umstände erlauben, bequem liegen kann.

Das Lasègue-Zeichen

Die wohl wichtigste Untersuchung zur Feststellung einer Ischialgie ist der Nachweis des Lasègue-Zeichens.

Hierbei handelt es sich um einen Ischiasdehnungsschmerz, den man auslöst, wenn man das gestreckte Bein von der Unterlage passiv abhebt. Je stärker eine Kompression auf den Spinalnerven ist, desto früher läßt sich dieser typische Dehnungsschmerz auslösen. Dieses Lasègue-Zeichen wird üblicherweise in Winkelgraden (nach der Neutral-0-Methode) angegeben und findet sich gehäuft zwischen 30 und 60 Grad.
Bei Schmerzangaben zwischen 60 und 90 Grad ist der Schmerz eher als Dehnungsschmerz der ischiocruralen Muskeln zu werten. In diesem Fall ist in der Regel auf der Gegenseite ebenfalls der Test bei gleichem Winkelgrad positiv. Bei einem ischiasbedingten positiven Lasègue findet sich immer ein einschießender Schmerz beim Erreichen einer bestimmten Winkelstellung. Ein weiteres Hochheben des Beines ab dieser Winkelstellung wird wegen erheblicher Schmerzen nicht toleriert. Läßt sich dagegen das Bein auch unter Schmerzen noch weitere 20 oder mehr Grad anheben, so ist der Lasègue »weich«, was eher gegen eine Wurzelkompression spricht.

Das Bragard-Zeichen

Bei dieser Modifikation des Lasègue-Zeichens handelt es sich um einen zusätzlichen Dehnungsreiz auf den Ischiasnerven, wobei man kurz vor Erreichen des vorher festgestellten Schmerzwinkels durch Dorsalflexion des Fußes und bei angehobenem Bein einen Dehnungsschmerz erzeugen kann, der ohne Dorsalextension gerade noch nicht entsteht. Ein fehlendes Bragard-Zeichen spricht eher gegen eine Wurzelkompression.

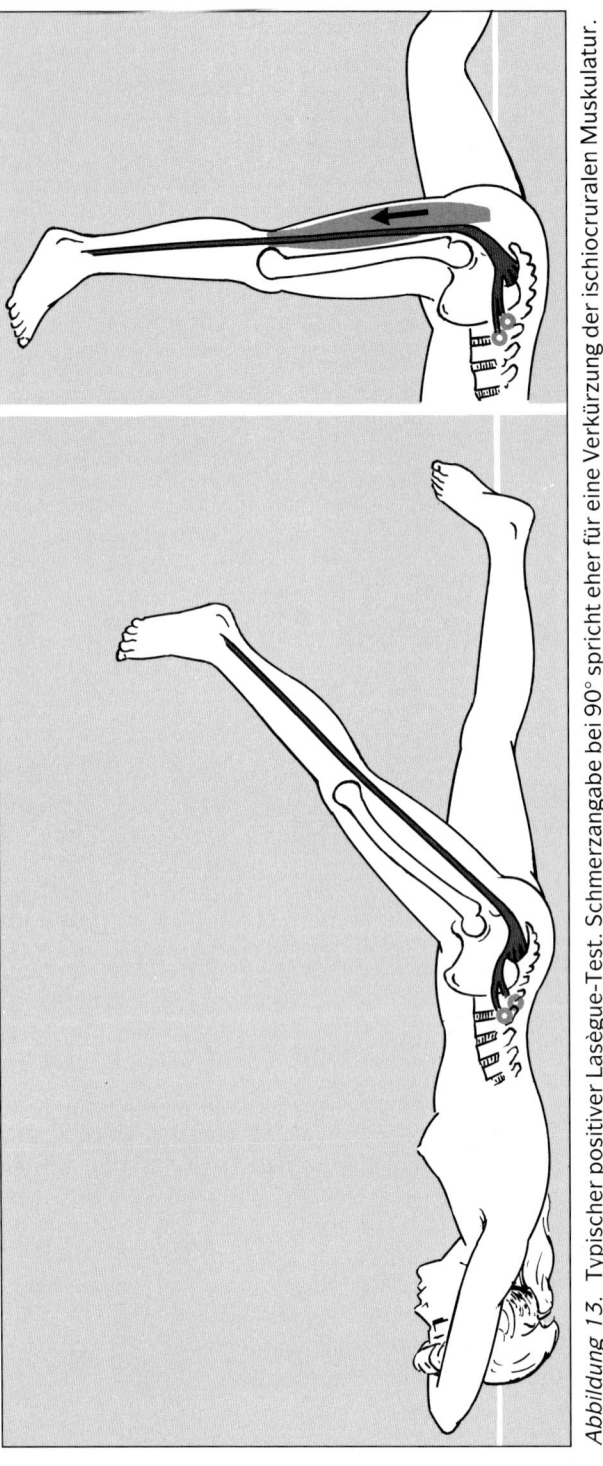

Abbildung 13. Typischer positiver Lasègue-Test. Schmerzangabe bei 90° spricht eher für eine Verkürzung der ischiocruralen Muskulatur.

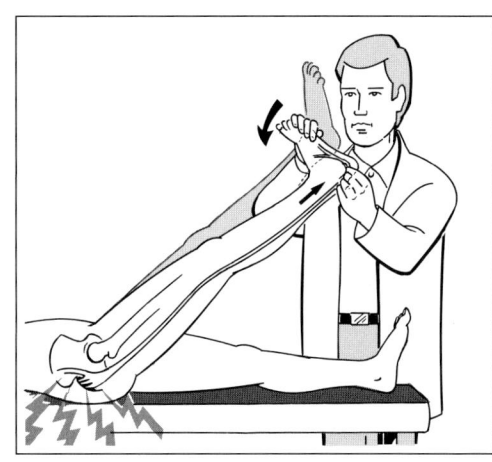

Abbildung 14. Bragard-Zeichen.

Der gekreuzte Lasègue

Bei diesem Phänomen beobachtet man, daß bei Anheben des gestreckten schmerzfreien Beines bei einem bestimmten Winkelgrad ebenfalls ein Dehnungsschmerz auf der kontralateralen Seite besteht. Die Ursache hierfür sind meist ein eher medial gelegener Diskusprolaps oder ein Massenprolaps.

> Der gekreuzte Lasègue-Test ist ein Hinweis für einen schwerwiegenden Befund!

Der Pseudo-Lasègue

Unter dieser Bezeichnung verstecken sich Schmerzangaben, die bei der Testung des Lasègue-Phänomens auftreten, dennoch aber gegen eine Wurzelkompression sprechen. Tritt der Lasègue-Schmerz bei Winkelwerten ab 60 Grad erst auf, erhebt sich die Frage, ob nicht eine Verkürzung der ischiocruralen Muskeln einen Dehnungsschmerz vortäuscht. Die Kontrolle im Langsitz bringt häufig Klärung. Wird beim Hochheben des gestreckten Schmerzbeines ab einem bestimmten Winkel ein Lasègue-Schmerz angegeben, besteht dieser Schmerz aber nicht, wenn man zugleich *beide* Beine zusammen anhebt, so spricht man jetzt von einem Pseudo-Lasègue. Die Ursache hierfür liegt häufig in einer Iliosacralgelenksymptomatik des Schmerzbeines. Ein echter Lasègue ist auch beim gleichzeitigen Erheben des gesunden Beines positiv!

Reflexaktivität

Da, wie bereits ausgeführt, die beiden untersten Bandscheiben über 90% der Vorfälle verursachen, will ich mich hier bei der Diagnostik auf die beiden untersten Etagen beschränken. Durch den schrägen Verlauf der Nervenwurzeln ergeben sich durch Kompression der Bandscheiben nach dorsal zum Teil Überschneidungen in der Segmenthöhe. In aller Regel kann man aber davon ausgehen, daß ein Vorfall der Bandscheibe zwischen dem 4. und 5. Lendenwirbel die Wurzel L5, die darunterliegende Bandscheibe zwischen dem 5. Lendenwirbel und 1. Kreuzbeinwirbel die Wurzel S1 komprimiert. Entsprechend der motorischen Versorgung kommt es bei Kompression einer Wurzel zur Reflexabschwächung oder sogar zu Reflexausfällen der entsprechenden Dehnungsreflexe. Durch Prüfung der Reflexaktivität der unteren Gliedmaßen läßt sich an Hand des Seitenvergleiches in der Regel recht zuverlässig eine Läsion, d.h. Kompression der entsprechenden Wurzel, feststellen und damit die Etage der Läsion bestimmen.

Eine Schädigung der Wurzel L4 ruft eine Reflexabschwächung des Patellarsehnenreflexes hervor, gleichzeitig verursacht sie eine Kraftminderung des M. quadrizeps und des M. tibialis anterior.

Die Kompression der L5-Wurzel verursacht eine Abschwächung der Muskelkraft des

Zehenhebers, ein eigentlicher Reflexnachweis besteht aber nicht.

Die S1-Wurzelschädigung ruft eine Abschwächung der Peronaeus-Muskulatur hervor, der dazugehörige Reflex ist der Achillessehnenreflex.

Auf Grund der motorischen Zugehörigkeit zu den einzelnen Segmenten läßt sich also auch bei Widerstandsgebung recht sicher durch nachgewiesene Kraftminderung der einzelnen »Kennmuskeln« (z.B. Quadrizeps, Fußheber- und Fußsenker) die einzelne Segmentzugehörigkeit nachprüfen.

Sensibilitätsprüfung

In der Praxis genügt es, wenn man taktile Reize der Haut durch Seitenvergleich in seinen einzelnen Dermatomen miteinander vergleicht. Für die grobe Orientierung reicht die Berührung mit den Fingerspitzen. Dem Neurologen bleibt es vorbehalten, die Prüfung etwas genauer mit Spitz-Stumpf-Qualität, mit Pinselberührung oder kalorischer Empfindungsuntersuchung zu beurteilen.

Seit einiger Zeit weiß man, daß durch Vermaschung der sympathischen Geflechte ein Kompressionssyndrom auch eine Mangeldurchblutung des entsprechenden Beines verursacht. Diese läßt sich durch die unterschiedliche Hauttemperatur der unteren Gliedmaßen überprüfen. Grobe Unterschiede können dabei mit der aufgelegten Hand nachgewiesen werden, feine Unterschiede durch eine Thermographie. Insbesondere bei Aggravationen, Rentenneurosen und Versicherungsfällen lassen sich die thermographischen Befunde gut verwerten, da sie schnell und ohne großen diagnostischen Aufwand zu erhalten sind.

6. Unterscheidung zwischen einer Ischialgie und einer Iliosacralgelenksymptomatik

»Dein Iliosacralgelenk, das unbekannte Wesen« (57) spielt insbesondere bei der Befunderhebung einer Ischialgie eine überragende Rolle. Mehrfache, in letzter Zeit durchgeführte Untersuchungen (28) haben nachgewiesen, daß Bandscheibenprotrusionen und -prolapse offensichtlich häufiger auf derselben Seite eine Iliosacralgelenkblockierung bzw. -störung hervorrufen, als es ohne eine solche Bandscheibenveränderung der Fall ist. Andererseits findet man aber auch bei der Erstuntersuchung eines »Ischiaspatienten« lediglich eine Iliosacralgelenkirritation *ohne* neurologische Ausfälle. Trotz anfänglich erfolgreicher manueller Behandlung des gestörten Iliosacralgelenks kommt es in einigen Fällen nicht *wegen,* sondern *trotz* der durchgeführten manuellen Therapie zu einer späteren Kompressionssymptomatik in einem der unteren Lendenwirbelsegmente.

Gegner der manuellen Therapie glauben, daß es sich bei der Entwicklung einer echten Ischialgie nach einer anfänglichen Iliosacralgelenksymptomatik und erfolgter manueller Behandlung um eine iatrogene Bandscheibenschädigung handelt. Bei der heute üblichen schonenden manualtherapeutischen Technik ist dieses Argument aber entkräftet. Vielmehr sind hier andere, zum Teil neurophysiologische, zum Teil statisch bedingte Komponenten die Ursache für dieses Phänomen.

Die chronische, in Kyphose eingestellte lumbale Fehlhaltung hat sicherlich auch ihre Auswirkungen auf das Iliosacralgelenk.

Das durch die Fehlhaltung nach dorsal verlagerte Drehmoment des Sacrum führt zu einer vermehrten Dehnung der Bandverbindungen in den Iliosacralgelenken. Durch die Überdehnung kommt es auch in den Iliosacralgelenken, ähnlich wie früher beschrieben, an den Lumbalbändern zu einer Hypermobilität, die häufig in eine Funktionsstörung der Iliosacralgelenke bis hin zu einer Blockierung führen kann. Diese Funktionsstörungen bewirken natürlich akute Schmerzsymptome, die manualtherapeutisch angegangen werden können. Wenngleich durch die manuelle Therapie der akute Iliosacralgelenkschmerz häufig beseitigt werden kann, ist der auslösende Faktor, nämlich die kyphotische Fehlhaltung der Lendenwirbelsäule, damit nicht beseitigt und führt entweder zu einem Rezidiv der Iliosacralgelenksymptomatik oder, was noch schlimmer ist, zu einer dorsalen Kernwanderung in der fehlbelasteten Bandscheibe.

Ursache und Wirkung sind – wie so oft – austauschbar, so daß im vorliegenden Beispiel durchaus auch die aus irgendeinem Grunde aufgetretene Iliosacralgelenksymptomatik reflektorisch eine Schonhaltung der Lendenwirbelsäule in Flexion hervorruft. Hält die Iliosacralgelenksymptomatik längere Zeit an, was ja nicht ungewöhnlich ist, entsteht alleine schon hierdurch eine Protrusionsgefahr für den Bandscheibenkern im Bereich der unteren Segmente. Die Vorstufe zum Prolaps ist damit vorprogrammiert!

Eine manuelle Therapie eines gestörten Iliosacralgelenkes kann ohne eine krankengymnastische Behandlung auf Dauer nicht erfolgreich sein. Nur die konsequente Therapie mit Wiederherstellung von physiologischen, statischen und funktionellen Verhältnissen kann erfolgreich sein.

Die Iliosacralgelenksymptomatik zeigt in der Schmerzausbreitung gewisse Parallelen zu einer echten Ischiassymptomatik. In beiden Fällen klagen die Betroffenen über Ausstrahlungsschmerzen, die von der hinteren Kreuzregion in das Gesäß, die Leiste und den Oberschenkel ausstrahlen. Allerdings zeigt sich bei der Iliosacralgelenksymptomatik bevorzugt eine Ausstrahlung nur bis zur Kniekehle und nicht darüber hinaus. Sie kann aber so dramatisch und hochschmerzhaft verlaufen, daß auch Kenner der Materie häufig zunächst glauben können, es handle sich um einen akuten Bandscheibenvorfall. Für einen manualtherapeutisch Ungeübten und Unerfahrenen ist die Unterscheidung zwischen diesen beiden Krankheitsbildern häufig gar nicht oder nur sehr schwer möglich, so daß viele Iliosacralgelenkblockierungen irrtümlicherweise als Diskusprolaps diagnostiziert und therapiert werden. Das Auftreten einer Iliosacralgelenksymptomatik ist – verglichen mit einer Ischiassymptomatik – wesentlich häufiger, so daß schon deswegen eine gründliche Unterscheidung von großem Nutzen ist. Bei eindeutiger Iliosacralgelenksymptomatik kann man durch eine gezielte Chirotherapie in aller Regel eine rasche Schmerzlinderung oder Schmerzfreiheit erzielen.

Nachemson (37) hat vor wenigen Jahren durch Reihenuntersuchungen nachweisen können, daß von 100 schmerzfreien Patienten computertomographisch bei 17 eine Protrusion oder ein Prolaps im Lumbalbereich vorliegen. Diese »stummen« Bandscheibenveränderungen würden unter normalen Bedingungen niemals zu einer therapeutischen Konsequenz führen. Erleidet aber nun einer dieser 17 bei seiner stummen Protrusion eine akute Iliosacralgelenkblockierung mit den oben erwähnten Schmerzsymptomen, so wird ein manualtherapeutisch Unerfahrener bei Kenntnis des positiven CT-Befundes sicher nicht an einen Zusammenhang der jetzigen akuten Beschwerden mit dem Bandscheibenvorfall zweifeln. Ein operatives Vorgehen ist in solchen Fällen häufig die Folge – eine Konstellation, die gar nicht so selten Patienten unnötig unter das Messer bringt!

Die eigentliche Prüfung einer Iliosacralgelenksymptomatik läßt sich sicherlich nicht in wenigen Sätzen erläutern, noch weniger in diesem Rahmen erlernen. Dies ist ein Teil der Ausbildung innerhalb der Manuellen Medizin. Sie kann und soll daher auch nicht an dieser Stelle vermittelt werden.

Das, was jeder Therapeut bei der klinischen Untersuchung und bei seiner Diagnostik anwenden soll und darf, ist die Prüfung des sogenannten Pseudo-Lasègue-Zeichens, wie dies oben geschildert wurde. Im Zweifelsfall wird die Konsultation eines manualtherapeutisch erfahrenen Kollegen sicherlich auch vom Patienten mit Dankbarkeit belohnt.

7. Kennbilder der Ischialgie

Ischias ohne Bandscheibenvorfall

Wie ich in den einleitenden Passagen geschildert habe, entsteht ein Kompressionssyndrom immer dann, wenn der Reserveraum des Spinalnerven die kritische Grenze unterschreitet. In der Regel entstehen diese Raumeinengungen durch Bandscheibenprotrusionen oder -prolapse. Ähnliche Zustandsbilder entstehen aber auch spontan bei angeborenem oder erworbenem engen Spinalkanal. Es ist das Verdienst von *Verbiest* (60), auf dieses Phänomen aufmerksam gemacht zu haben. So können narbige Verwachsungen, knöcherne Appositionen auf Grund von degenerativen Prozessen, aber auch Traumafolgen und schließlich raumfordernde Tumoren die gleiche Symptomatik auslösen. Dem Untersucher ist es auf Grund der typischen Kompressionssymptomatik nicht möglich festzustellen, welches letztlich die Ursache für die Schmerzsymptomatik ist. Erst die weitere Diagnostik kann die Frage der Ursache beantworten.

Diagnostische Hilfsuntersuchungen

Die Röntgenaufnahme

Wenngleich das native Röntgenbild der Lendenwirbelsäule eine Bandscheibenprotrusion oder einen -prolaps nicht nachweisen kann, so gehört das Röntgenbild zur routinemäßigen diagnostischen Hilfsuntersuchung einer Ischialgie. Das Röntgenbild alleine kann unter Umständen bestimmte therapeutische Wege ausschließen oder vorzeichnen. So wird ein Wirbelgleiten eine Nucleolyse in diesem Segment vermutlich verbieten. Der Nachweis eines Tumors wird andere diagnostische Untersuchungen zunächst vordringlich machen. Andererseits lassen sich unklare Palpationsbefunde an der Wirbelsäule durch den Nachweis etwa einer angeborenen Blockwirbelbildung besser einordnen.

Die Computertomographie (CT)

Bei klinisch gesicherter Kompressionssymptomatik ist der nächste diagnostische Schritt die Darstellung des intraspinalen Raumes durch ein bildgebendes Verfahren, heutzutage am besten durch das Computertomogramm. Wenngleich dieses Verfahren gegenüber dem früher gebräuchlichen Myelogramm teurer ist, so überwiegen die Vorteile für den Patienten. Es sind keine invasiven Verfahren mit häufig stationärer Behandlung erforderlich, um ein gutes Bild zu erhalten. Nur in Zweifelsfällen, da wo das CT aus topographischen Gründen nicht aussagefähig genug ist, muß zusätzlich eine Myelographie durchgeführt werden.

Kernspintomographie (MRI)

Die in den letzten Jahren mit großem Erfolg eingesetzte Diagnostik des MRI (Magnetresonanz) ist zum jetzigen Zeitpunkt noch in der Entwicklung begriffen, die Ergebnisse sind aber so vielversprechend, daß vermutlich in den nächsten Jahren dieses diagnostische Verfahren wesentlich häufiger eingesetzt werden und die Myelographie gänzlich verdrängen wird.

Insbesondere bei der Frage, ob es sich bei postoperativen Schmerzen um ein Rezidivprolaps oder um Narbengewebe handelt, läßt sich durch die MRI-Untersuchung eine eindeutige Antwort erhalten.

Elektromyographie (EMG)

Das EMG wird als zusätzliche Diagnostik immer dann eingesetzt, wenn die klinischen und radiologischen Untersuchungen nicht aussagefähig genug sind. Auch bei gutachterlichen Problemen und bei Zweifelsfragen wird das EMG weiterhin eine unentbehrliche Hilfe darstellen.

8. Behandlungsprinzipien der Ischialgie

Der akute Ischiaspatient will zunächst nichts anderes, als von seinem unerhörten Schmerz befreit werden. Jedes Mittel ist ihm recht. Der Therapeut will neben der Schmerzbekämpfung natürlich auch eine kausale Therapie betreiben; eine Schmerzbefreiung alleine zieht die Behandlung nur unnötig in die Länge.

Medikamentöse Behandlung

An erster Stelle und am leichtesten durchführbar ist die Verabreichung von Medikamenten. Im Gegensatz zur Behandlung von vielen anderen Erkrankungen, bei denen man einschleichend und eher zurückhaltend therapiert, ist die Schmerzbehandlung eines Ischiaspatienten von dem alten Grundsatz beherrscht »nicht kleckern, sondern klotzen«!

Ziel der medikamentösen Schmerzbehandlung

Ich habe ja in den vorherigen Kapiteln geschildert, wie es zu dem Diskusprolaps kommt, welche morphologischen und anatomischen Veränderungen dabei eine Rolle spielen. Daß die früher angesprochene ischiatische Fehlhaltung bald durch ihren ständig erhöhten Dauertonus Schmerzen an den Muskel-Sehnenansätzen hervorruft, versteht sich von selbst.

Das Ziel der medikamentösen Behandlung muß also in mehrere Richtungen gehen: zunächst will man natürlich durch einen analgetischen Effekt dem Patienten seinen heftigen Schmerz nehmen. Gleichzeitig möchte man aber auch, sofern dies möglich ist, dem Bandscheibenvorfall die Möglichkeit geben, sich wieder zu »arrangieren«. Je höher der muskuläre Spannungszustand im befallenen Segment ist, desto schwieriger ist es für den vorgefallenen Bandscheibenkern, sich aus seiner fixierten Umklammerung zu befreien und wieder in seine normale Stellung zu wandern. Man muß annehmen, daß auch eine gewisse Quellung und Ödembildung im Bereich der betroffenen Muskelansätze und der kontraktilen Strukturen vorhanden sind, die man therapeutisch angehen muß.

Ein potentes Antiphlogistikum mit guter analgetischer Wirkung[1] ist hier die Therapie der Wahl. Bei der Initialbehandlung einer akuten Ischialgie hat sich neben der hochdosierten antiphlogistischen Behandlung auch eine 1-3malige Gabe eines wasserlöslichen Kortikoids[2] bewährt, am besten in Verbindung mit einem Antiphlogistikum. Neueste Forschungsergebnisse in der Behandlung von Rückenschmerzpatienten deuten darauf hin, daß Antiphlogistika in Verbindung mit neurotropen Vitaminen (B-

---

[1] Ambene®N
[2] Dexabene®

Gruppe) einen signifikant besseren Effekt hinsichtlich der Analgesie aufweisen.

Dauert die medikamentöse Behandlung länger als einige Tage, so wird man sich vorteilhafterweise von der anfänglich täglichen Injektionsbehandlung distanzieren wollen und auf ein orales Präparat übergehen. Hier hat sich ebenfalls ein gut wirksames Antiphlogistikum mit analgetischer Komponente bewährt.[1]

Zusätzlich sollte man muskelrelaxierende Medikamente einsetzen.

Therapeutische Lokalanästhesie (TLA)

Sowohl bei akuten, als auch bei chronischen Schmerzzuständen hat sich eine besondere Behandlungsform, nämlich die TLA, bestens bewährt. Hierzu werden Lokalanästhetika in einer Dosierung von wenigen ml in die Haut als Quaddeln, in die Muskulatur (Triggerpunkte), an Muskelsehnenansätze (Maximalpunkte) oder aber im Sinne einer Nervenblockade appliziert. Für die meisten Fälle genügt es, wenn die Lokalanästhetika ohne Zusätze verwendet werden. In besonderen Fällen können bei strenger Indikation und Beachtung der bekannten Kontraindikationen Zusätze von kristallinen Kortikoiden verwendet werden.

Quaddeln

Die Quaddelbehandlung ist ähnlich anderer Therapiemaßnahmen über die Hautrezeptoren eine geeignete Maßnahme, über die selektive Blockierung der Gammaschleife eine Schmerzreduzierung und damit eine geänderte Afferenz herbeizuführen. Die Wahl der Quaddelpunkte richtet sich vornehmlich nach dem Tastbefund der Haut. Schmerzhafte Hautpartien etwa in Höhe der mittleren und unteren paravertebralen Lumbalzone entsprechen in ihrer Segmentzugehörigkeit dem thorakolumbalen Übergang. Schmerzhafte Hautareale über dem Kreuzdarmbeingelenk und dem Kreuzbein lassen sich segmental der unteren LWS zuordnen (Abbildung 15).

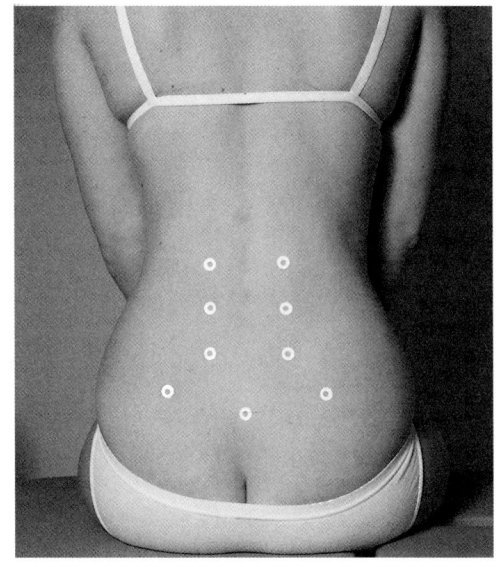

Abbildung 15. Quaddelpunkte bei Lumbalgie.

Technik

Man verwendet eine sehr feine, kurze Injektionsnadel, am besten mit einem Kaliber von 0,4 mm (Größe 20). Die Nadelspitze wird fast tangential in die Hautoberfläche gestochen. Es empfiehlt sich, eine kleinvolumige Injektionsspritze zu verwenden, damit der Stempeldruck nicht unnötig schwer wird. Erfahrene Quaddeltherapeuten verwenden am liebsten eine Insulinspritze, da der aufzuwendende Druck hier am geringsten ist. Die Quaddelgröße der Haut soll dabei nicht größer als ein Hemdenknopf sein; größere Quaddeln bringen keinen besseren Effekt und bereiten dem Patienten nur unnötige Schmerzen. Es muß ohnehin betont werden, daß die Quaddelthera-

---
[1] Argun®L

pie für den Patienten eine nicht ganz schmerzfreie Behandlung darstellt und von einigen daher nur ungern akzeptiert wird.
Ich verwende zum Quaddeln 1%iges Lidocain ohne Zusatz. Die Verwendung einer Impfpistole habe ich wieder aufgegeben, da ich in einigen Fällen feststellen mußte, daß sich hierbei später Pigmentstörungen an der Injektionsstelle bilden, die insbesondere bei Damen verständlicherweise kosmetisch stören.
Die Quaddelbehandlung kann man ein-zweimal wöchentlich, bei Bedarf aber auch täglich wiederholen; optimal verbindet sich die Quaddelbehandlung mit einer zusätzlichen Infiltrationstherapie tieferer Gewebsschichten bzw. Muskelsehnenansätze und Triggerpunktbehandlungen.

Triggerpunkte

Definitionsgemäß sind Triggerpunkte (myofasziale Triggerpunkte) die druckempfindlichen Irritationszonen in den Muskelsträngen, die auf Druck, Kälte, Dehnung, Wärme aber auch bei psychischer und physischer Stressreaktion Schmerzen auslösen. Werden die Triggerpunkte stimuliert, so kann man in einem für jeden dieser Triggerpunkte charakteristischen Areal (Referenzzone) ausstrahlende Schmerzen bzw. Muskelkontraktionen auslösen. Man unterscheidet aktive und latente Triggerpunkte, wobei man unter den latenten Punkten solche versteht, die erst bei deutlicher Punktreizung unter starkem Druck ausstrahlende Schmerzen auslösen, während bei der erstgenannten Gruppe der aktiven Triggerpunkte bereits bei physiologischen Belastungen fortgeleitete Schmerzen in die Referenzzonen (»referred pain«) entstehen.

Ätiologie

Wenn auch nicht alle Ursachen der Triggerpunktentstehung bekannt sind, so nimmt man an, daß Mikrotraumen, chronische Muskelüberlastungen durch Entstehen der Muskeldysbalance (siehe frühere Kapitel), aber auch Einwirkungen von Kälte oder Verletzungsfolgen Ursachen sein können.

Symptomatik der Triggerpunkte

Meist dumpfer bis stechender, häufig auch brennender Schmerz, meist ausgehend vom Triggerpunkt selbst in die Referenzzone (»referred pain«). Bei länger bestehendem Schmerzzustand kommt es zur Muskelverkürzung mit entsprechenden Funktionsstörungen im arthromuskulären System mit Entstehung oder Verstärkung einer bereits bestehenden Muskeldysbalance. Zusätzlich kommt es häufig zu Veränderungen der Vasomotorik durch Vasokonstriktion, ebenso auch zu Störungen der Schweißbildung über dem Hautareal (Hyperhidrose).

Diagnostik der Triggerpunkte

Bewährtermaßen besteht die Diagnostik aus vier Schritten.

1. Schritt:
Palpationsuntersuchung. Die zu untersuchenden Muskelgruppen werden im Zangengriff untersucht und Areal für Areal palpiert. Nicht umfaßbare Muskeln werden mit flach aufgesetztem Finger auf der knöchernen Unterlage hin und her verschoben und so palpiert.

2. Schritt:
Schmerzpalpation. Hierbei wird quer zur Faserrichtung palpiert, wobei man einen 2–4 mm dicken, rundlichen, gespannten Muskelstrang mit besonders empfindlicher Stelle findet.

3. Schritt:
Überprüfung der Funktion des Muskels auf seine Dehnbarkeit (Nachweis der Muskeldysbalance).

4. Schritt:
Provokationstest (Auslösen von Schmerzen in der Referenzzone auf Druck, Anspannung oder Dehnung des betroffenen Muskels).

Infiltrationstechnik der Triggerpunkte

Wenn man einen Triggerpunkt aufgesucht hat, so wird er mit 1–2 ml Lidocain[1] (mit einer dünnen Nadel, Größe 20) infiltriert. Trifft man den Triggerpunkt dabei genau, so wird in der Regel während der Injektion eine fühlbare Kontraktion des Muskels auftreten, danach verschwindet die Strangbildung, die vorher bestehende Ausstrahlungsschmerzhaftigkeit in das Referenzgebiet verschwindet schnell.

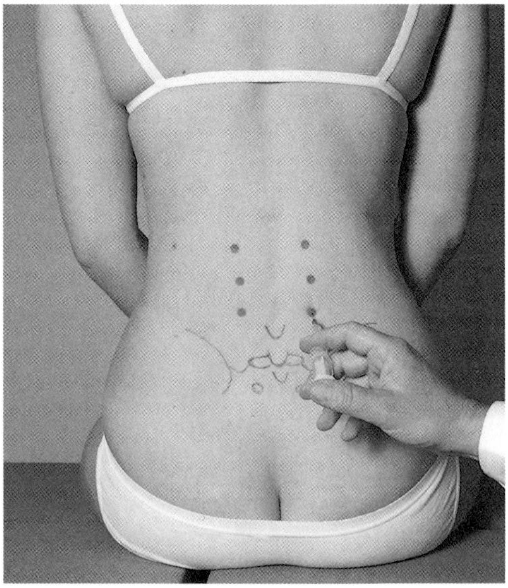

Abbildung 16. Paravertebrale Infiltration (intramuskulär).

> Nach der Triggerpunktbehandlung durch Infiltration ist die Dehnung des behandelten Muskels eine therapeutische Notwendigkeit zur Sicherung des Therapieerfolges.

Paravertebrale Infiltrationen

Hierbei versteht man Triggerpunktbehandlungen der paravertebralen Muskulatur nach entsprechender Schmerzpalpation (siehe Abbildung 16).
Schmerzhafte Myogelosen können erfolgreich mit Lokalanästhetika infiltriert werden, worauf häufig ein sofortiges Verschwinden der Myogelosen bereits beim Einstich festzustellen ist. Der Reiz des Nadeleinstiches allein ist oft ausreichend (Akupunktureffekt).

Reischauer-Blockade

Bei der Behandlung lumbaler Wurzelkompressionssyndrome hat sich die bereits vor fast 40 Jahren von *Reischauer* empfohlene Technik kaum verändert. Die Behandlung hat nicht den Zweck, den vorhandenen Diskusprolaps oder die Protrusion zu beseitigen, sondern die begleitende Schmerzsensation zu beeinflussen. Der Schmerz ist ja bekanntlich nicht nur alleinige Folge der mechanischen Wurzelirritation durch den Prolaps oder die Protrusion, sondern auch eine Begleiterscheinung der Hyperergie betroffener Rezeptoren (59). Durch die Infiltration mit Lokalanästhetika kann man die Hyperergie am Schmerzort abbauen, damit die Reizschwelle erniedrigen und somit für die übrigen einsetzenden Behandlungsmöglichkeiten wesentlich günstigere Voraussetzungen schaffen.
Da die häufigsten Wurzelreizerscheinungen von den Wurzeln L5 und S1 ausgehen, ist die Infiltrationstechnik nach *Reischauer*

---
[1] Xyloneural®

in modifizierter Form recht einfach (Abbildungen 17a–c).

Technik:
Die gedachte Querverbindung der Beckenkämme kreuzt den Dornfortsatz von L4. Einen Querfinger unterhalb dieser Verbindungslinie und etwa drei Querfinger paramedian davon befindet sich die Einstichstelle. Man zielt mit der Injektionsnadel (ich verwende 0,65x80) medial durch die Haut und die Muskulatur und kommt auf den Querfortsatz von L5. Möchte man die Wurzel von L5 behandeln, so wird die Nadel nach Knochenkontakt mit dem Querfortsatz etwas zurückgezogen, nach kranial gerichtet und etwa 1–2 cm weiter vorgeschoben. Jetzt wird der Patient einen elektrisierenden Schmerz der L5-Wurzel angeben. Hier wird ein kleines Depot gesetzt, wobei die Umspülung der Wurzel und nicht die intraneurale Infiltration gewünscht ist. Wenn man die S1-Wurzel behandeln will, so wird nach Knochenkontakt die Injektionsnadel in gleicher Weise diesmal nach kaudal gesenkt und dort bis zum Erzielen des Elektrisierungsschmerzes vorgegangen. Da häufig beide Etagen gleichzeitig durch Diskusprotrusionen betroffen sind, empfiehlt sich, die L5- und S1-Wurzel von einem einzigen Einstich der Haut jeweils in einer Sitzung zu infiltrieren. Die von *Reischauer* empfohlene Infiltrationsmenge von 30–40 ml ist nach meiner Erfahrung nicht erforderlich; ich verwende eine Menge von 5 ml 1%igem Lidocain[1] ohne Kristallsuspensionsbeimengung.
Bei erfolgreicher Infiltration mit dieser Technik verspürt der Patient oft eine moto-

---

[1] Xyloneural®

Abbildung 17. Reischauer-Blockade ▷
a) Einstich bis zum Querfortsatz L5.
b) Kraniales Vorbeiführen der Nadel am Querfortsatz zur Infiltration der Wurzel L5.
c) Kaudales Vorbeiführen der Nadel am Querfortsatz zur Infiltration der Wurzel S1.

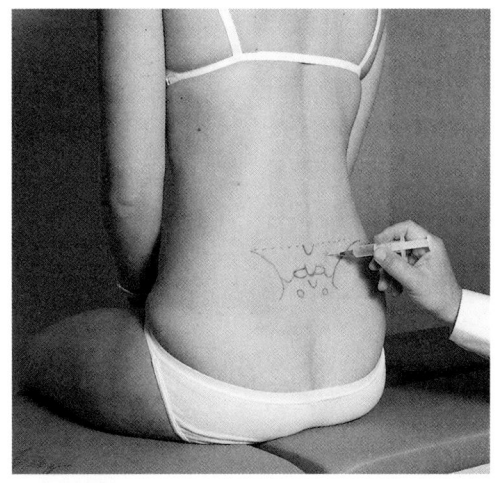

17a

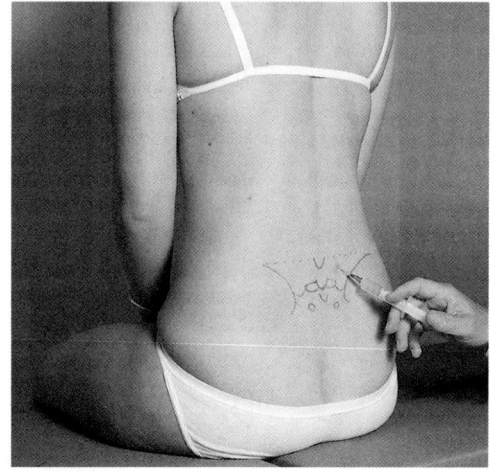

17b

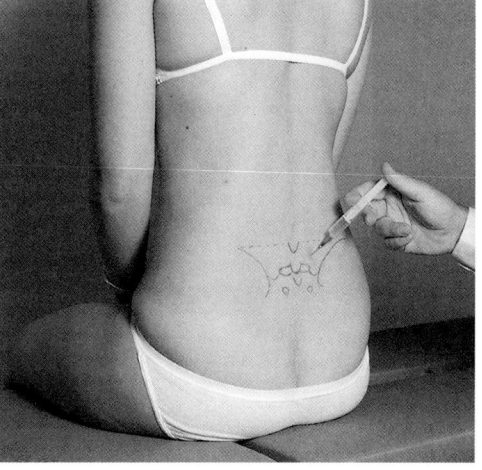

17c

rische Schwäche der entsprechenden L5- und S1-Etagen, weswegen solche Patienten, wenn man die Therapie in ambulanter Form durchführt, die nächsten 1–2 Stunden nicht selbst Autofahren sollen. Die Schwäche hält meist nicht länger als etwa 30 Minuten vor; man sollte die Patienten tunlichst auf diesen Umstand aufmerksam machen und sie über die Harmlosigkeit dieses Begleiteffektes aufklären. Eine 30minütige Überwachung in der Praxis nach der Injektion ist erforderlich.

Sympathikus-Blockade

In einigen Fällen kommt es in der Folge einer Wurzelkompression zu der sogenannten postischialgischen Durchblutungsstörung mit Kälteempfindung und Mangeldurchblutung der entsprechenden unteren Extremität. Man nimmt an, daß es sich hierbei um eine »Entzügelung« des sympathischen Grenzstranges handelt. Hier bietet sich die *Sympathikus-Blockade* (ungezielte Infiltrationstechnik) in Höhe von L3 an. Die Injektionstechnik ist ähnlich wie die der *Reischauer*-Blockade, der Einstichpunkt liegt allerdings hier eine Etage höher, nämlich etwa auf der Verbindungslinie der Beckenkämme. Die Nadellänge wird jetzt etwas länger gewählt (10 cm bei normalgewichtigen Patienten). Die Nadel wird nicht medial sondern streng sagittal am Querfortsatz vorbei mit Knochenkontakt zum Wirbelkörper eingeführt. In etwa 6–8 cm Tiefe kann man daraufhin 8–10 ml 1%iges Lidocain deponieren, was in die Umgebung diffundiert und hierbei einen sympathikolytischen Effekt bewirkt. Der Patient wird meist schon Sekunden nach der Infiltration ein angenehmes Wärmegefühl der vorher unterkühlten Extremität angeben. Die Infiltration muß unter Umständen einige Male wiederholt werden. Bei vielen Patienten reicht aber eine einzige Sympathikus-Blockade, um die postischialgischen Gefühlsstörungen auf Dauer zu beseitigen.

Triggerpunkt-Infiltrationen im Beckenbereich

Glutaeus-medius-Ansatz:
Der schon vor vielen Jahren von *Hackett* empfohlene Infiltrationspunkt (D-Punkt) ist einer der Schlüsselpunkte zur Behandlung der Lumbo-Ischialgie innerhalb der TLA. Dieser Punkt findet sich etwas kranial und zirka 1 Querfinger lateral der Spina iliaca dorsalis. In der Regel findet man hier bei der Palpation eine schmerzhafte Weichteilverdickung. Beim Massieren des Trigger-

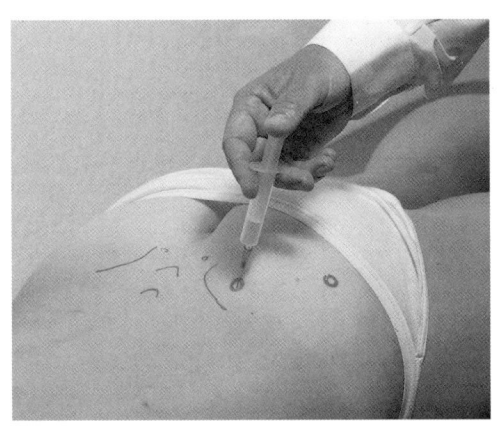

Abbildung 18. Triggerpunkt-Infiltration am Ansatz des M. glutaeus medius.

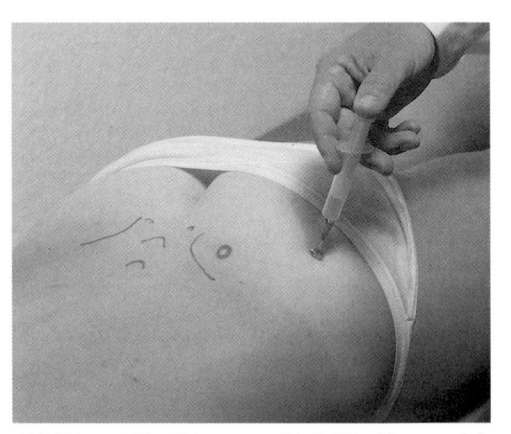

Abbildung 19. Triggerpunkt-Infiltration am M. piriformis.

punktes kommt es oft zu Kontraktionen des Glutaeus medius (siehe Abbildung 18).
In gleicher Form gelten die Triggerpunktbehandlungen für den verkürzten Musculus piriformis (er liegt in der Hälfte der Verbindungslinie zwischen dem oben angesprochenen D-Punkt nach *Hackett* und der Trochanterspitze (Abbildung 19).
Ein ebenso lästiger wie häufiger Schmerzpunkt bei Lumbo-Coxalgien ist der Trochanter-major-Bereich. Hier findet sich häufig eine schmerzhafte lokalisierbare Zone direkt über der Trochanterspitze, die sich am leichtesten in der Seitlage tasten läßt. Die Nomenklatur dieser Schmerzsymptomatik reicht von Bursitis trochanterica über Ansatztendinose, vom Referred-pain-Areal bis zum Trochantersyndrom. So verschieden die Benennung der Symptomatik ist, so einheitlich ist die Therapie: Man infiltriert an den Schmerzpunkt ebenfalls unter Wahrung des Knochenkontaktes 2–5 ml Lokalanästhetikum, hierbei unter Umständen in Verbindung mit einer verdünnten Kristallsuspensionsmischung (Abbildung 20). (Bei dieser Gelegenheit sollte man nicht vergessen zu überprüfen, ob nicht ein verkürzter Musculus tensor fasciae latae diese Schmerzsymptomatik verursacht und durch eine einfach durchzuführende Dehnungsbehandlung beeinflußt werden kann.)

Iliosacralgelenkinfiltrationen

Neben der Mobilisation der Iliosacralgelenke ist die infiltrative Behandlung eine häufige Notwendigkeit. Es ist dabei nicht immer unbedingt erforderlich, die Nadelspitze tief in das Gelenk einzuführen, was durch die anatomische Gegebenheit ohnehin fast nicht möglich ist. Es reicht, wenn man an die äußeren Bandstrukturen des Iliosacralgelenks kommt und hier seine Infiltration plaziert. Die Einstichstelle befindet sich fast in der Mittellinie zwischen den getasteten Iliosacralvertiefungen, wobei die Nadelspitze etwa auf die gegenüberliegende Spina anterior superior zielt. Das Eindringen in den Gelenkspalt erkennt man mit etwas Übung an der Überwindung eines ligamentären Widerstandes (ähnlich dem Gefühl, wenn man ein Kniegelenk punktiert). Ich verwende bei normalgewichtigen Patienten die Kanülengröße 0,65x80, bei adipösen Patienten eine entsprechend längere Kanüle. In einigen Fällen bewährt sich auch hier die Beimischung von kristallinen Kortikoiden. Die Infiltrationsmenge beträgt zweckmäßigerweise etwa 5 ml.

Interspinöse Infiltration

Häufig finden sich ganz lokalisierte Schmerzpunkte zwischen den kaudalen lumbalen Dornfortsätzen. Hier eignet sich die Infiltration der interspinalen Ligamente am Knochenansatz. Insbesondere bei Pa-

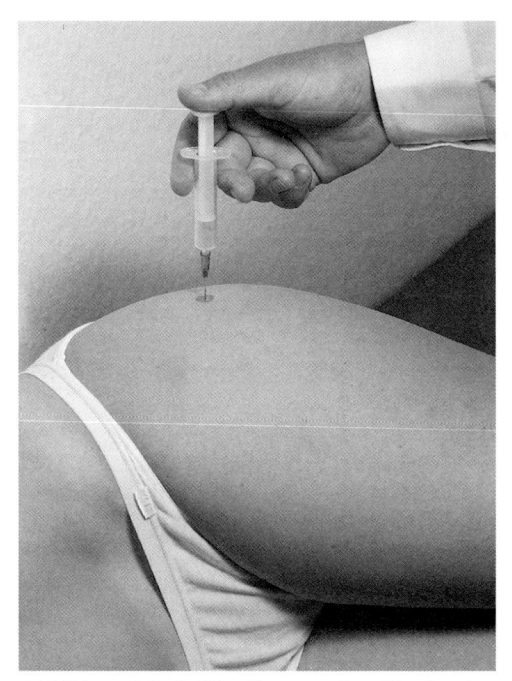

Abbildung 20. Infiltration an den Trochanter major in Seitlage.

tienten mit Flexionsschmerzen, aber auch in der Hyperextension durch periostitische Reizzustände der Dornfortsätze (Baastrup-Syndrom) eignet sich diese Therapie. Man benötigt hierbei nur eine geringe Lokalanästhesiemenge, am besten mit einer Kristallsuspensionsbeimengung. Es genügt vollkommen, relativ oberflächlich zwischen den Dornfortsätzen das Depot zu setzen; bei der Durchführung der Infiltration wählt man eine entlordosierte Lumbalhaltung.

Facetteninfiltration

Die Möglichkeit, Wirbelgelenke zu infiltrieren, wird von vielen Therapeuten nur ungern wahrgenommen, weil durch die Kleinheit der Gelenke und die Unmöglichkeit, diese zu tasten, sich der Therapeut einer gewissen Unsicherheit nicht erwehren kann. Die Technik ist an sich nicht schwierig und bei richtiger Wahl des Einstichortes auch ungefährlich. Man injiziert zwischen zwei Dornfortsätzen etwa 2 cm paramedian senkrecht in die Tiefe und kommt dabei fast automatisch in die Nähe des Wirbelgelenkes. Es ist völlig unnötig, den Gelenkspalt der Facette zu treffen, was meist durch die anatomische Lage auch nicht möglich wäre. Da die Gelenkkapsel der Wirbelgelenke nach kaudal und kranial das Gelenk überragt, reicht es vollkommen, diese Gelenkkapsel zu punktieren und hier das Depot zu setzen. Da die Facetten der Wirbelgelenke, insbesondere aber die Gelenkkapsel selbst Ort einer chronischen Schmerzentstehung ist (Ausgangsort nicht nur von Propriozeptiv- sondern auch von Nozizeptiv-Afferenzen), stellt die TLA in diesem Bereich eine dankbare Behandlungsmöglichkeit dar.

Sacrale peridurale Injektion

Diese Technik ist als ungezielte Wurzelblockade der unteren Lumbalwurzeln eigentlich die einfachste Injektionsmethode. Beim liegenden Patienten sucht man sich durch Palpation den Hiatus sacralis, der auch bei adipösen Menschen sofort und leicht zu tasten ist. Ich verwende hier 4–5 ml Lidocain, gegebenenfalls als Gemisch

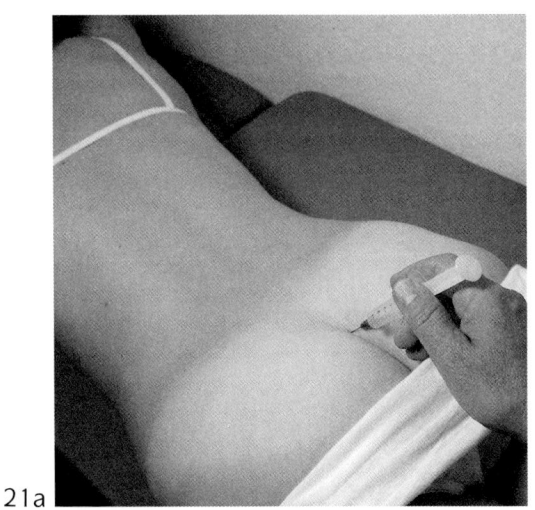

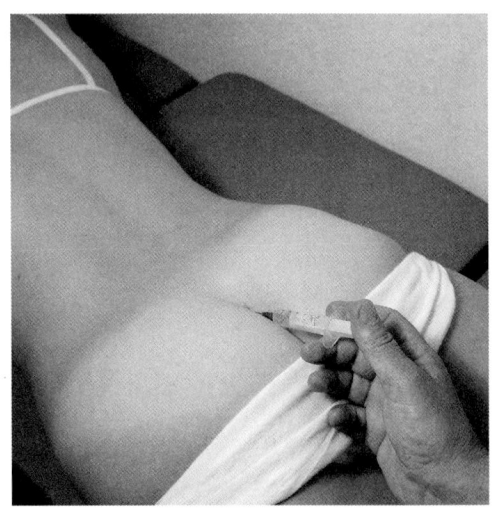

Abbildung 21. Peridurale sacrale Infiltration a) Einstechen der Nadel in den Canalis sacralis; b) Einführen der Nadel fast tangential.

mit Kristallsuspension. Mit einer 12er Kanüle findet sich direkt unter der Haut ein etwas derber Widerstand, den man mit etwa 45 Grad nach kranial gerichteter Injektionskanüle perforiert (Abbildung 21a). Nach der Perforation senkt man seine Injektionsspritze und schiebt die Nadel nun fast tangential nach kranial etwa 2 cm in den Sacralkanal nach oben (Abbildung 21b). Eine weit hinaufreichende Einführung der Nadelspitze ist nicht notwendig und auch technisch fast nicht durchführbar (Anatomie!). Nach Infiltration des Lokalanästhetikums gibt der Patient meist oder oft eine Zunahme der ischialgieformen Beschwerden der betroffenen Extremität an, die nach wenigen Sekunden aber wieder abnimmt. Die richtige Lage der Nadel erkennt man daran, daß man sein Anästhetikum ohne jeden Druckwiderstand injizieren kann. Bei etwaiger subkutaner falscher Position der Kanüle erkennt man eine sicht- und tastbare Verwölbung der Haut im Bereich der Rima ani.

Bemerkung zur Desinfektion: Bei allen Infiltrationen (dies gilt besonders bei Injektionen in Gelenke) gelten die gleichen Desinfektionsempfehlungen, wie sie auch bei der Gelenkinjektion, etwa am Kniegelenk, vom Berufsverband der Ärzte für Orthopädie erarbeitet wurden.

Genaue Details zur TLA finden sich im Lehrbuch von *Tilscher H* und *Eder M* (1986) Lehrbuch der Reflextherapie. Hippokrates, Stuttgart.
Nähere Auskünfte über genaue Techniken und Teilnahme an Seminaren gibt die Gesellschaft für Therapeutische Lokalanästhesie e.V., Sellhopsweg 1, 2000 Hamburg 61.

Physikalische Behandlung

Wärme

In den allermeisten Fällen ist der Ischiaspatient für eine Wärmeanwendung in Form von Fangopackungen oder einer heißen Rolle äußerst dankbar. Auch die Erwärmung der Haut und der tieferen Schichten durch eine Elektrotherapie wird in den meisten Fällen als sehr angenehm empfunden. Bei entzündlichen Prozessen im Bereich des befallenen Segmentes ist dagegen eine Wärmeapplikation ungünstig, da sie den entzündlichen Prozeß weiter »aufheizt« und auch vom Patienten nicht toleriert wird.

Kälte

Kälteanwendungen sind in fast allen Fällen angebracht. Es hat sich nicht bewährt, Eispackungen auf eine Stelle der Haut zu plazieren und dort eventuell über 30–60 Minuten zu belassen. Neben den möglichen Kälteschäden der Haut wird diese Art der Kältetherapie als äußerst unangenehm empfunden. Besser ist es, wenn man eine Kältepackung oder ein in ein nasses Tuch gewickeltes Eisstück vorsichtig über die befallene Rückenpartie streicht und dabei die paravertebralen Seiten wechselt. Diese Anwendung muß nicht länger als 5–10 Minuten dauern. Neuromuskuläre Kutanreflexe sowie auch die reflektorische sekundäre Weitstellung der Gefäße nach der Kälteapplikation sind dabei vermutlich die wirksamen Komponenten dieser Anwendung.

Elektrotherapie

Neben den erwähnten Maßnahmen der Wärmeerzeugung für die Oberfläche und die Tiefe haben sich auch Behandlungen mit diadynamischen Strömen gut bewährt.

Auch elektrogalvanische Bäder (Stangerbäder) gehören in das Standardprogramm der physikalischen Therapie.

Traktionsbehandlung

Der früheren Meinung, daß jeder Ischiaspatient in eine kyphosierende Traktionsbehandlung gezwungen wird, muß widersprochen werden. Nach von mir gemachten Erfahrungen werden zwar etwa 80% der Patienten diese Lagerung als angenehm empfinden, der andere Teil aber klagt in dieser Traktionsstellung über vermehrte Schmerzen. In diesem Fall darf natürlich diese Lagerung nicht erzwungen werden!
Ähnlich wie die Wirbelsäule im Stehen je nach Lage und anatomischen Besonderheiten des Bandscheibenvorfalles eine bestimmte Entlastungshaltung fordert, so gilt dies auch beim Liegen. Diejenige Stellung, die den geringsten Ausstrahlungsschmerz hervorruft, ist auch für die Traktionslagerung die günstigste. Man will ja durch die Traktionsbehandlung der vorgefallenen Bandscheibe die Möglichkeit geben, sich wieder zu retrahieren, das heißt die bedrängte Wurzel wieder zu entlasten. Die Schmerzreduzierung bei den einzelnen Bewegungen oder Lagerungen ist der zuverlässigste Indikator für die richtig gewählte Stellung.
So hat *Kaltenborn*[1] bereits vor vielen Jahren aus dieser Erkenntnis die in »Schmerzminimum eingestellte Traktion« (anfangs als »dreidimensionale Traktion«, im englischen Sprachgebrauch als »pre-positioning« = vorgewählte Stellung bezeichnet) entwickelt. In der vorgewählten, also schmerzärmsten Ausgangsstellung (je nach Aktualität befindet sich diese innerhalb der drei Raumdimensionen = »dreidimensional«) wird anschließend, ohne die gewählte Ausgangsstellung zu ändern, trahiert.

---

[1] Eigene Mitteilung

Die *schmerzlindernde Traktion* erfolgt mit wenig Kraft und genügend langer Zeit (bis 30 Minuten), wobei die *intermittierende Traktion* sich als besonders schonend und effektiv erwiesen hat.
Die häufig praktizierte und in vielen Fällen auch als angenehm empfundene *Stufenbettlagerung* bei der akuten Ischialgie zwingt ja die Lendenwirbelsäule in eine entlordosierte Stellung. Aus allem, was bisher über die Biomechanik des Bandscheibenkernes gesagt wurde, müßte logischerweise diese Einstellung kontraindiziert sein, um die Dorsalwanderung des Kernes nicht noch weiter zu fördern. Der Grund dafür, daß bei einer akuten Ischialgie der Schmerz in dieser Stellung aber geringer wird, ist die Öffnung der Foramina intervertebralia bei der Flexionshaltung (also bei der in Stufenbettlagerung gewählten Entlordosierung). Der unter Druck geratene Spinalnerv kann trotz Fortbestehens der Protrusion entlastet werden.

> Die Stufenbettlagerung ist eine reine schmerzlindernde Behandlung und beseitigt nicht die Dorsalverlagerung des Nucleus! Nach Abklingen der akuten Schmerzschübe ist daher eine vorsichtige – anfangs probatorische – Einstellung in die physiologische Lordose anzustreben.

Massagen beim Bandscheibenvorfall?

Häufig wird immer noch von vielen Ärzten bei einer akuten Ischialgie und dadurch bedingten Zwangshaltungen der Wirbelsäule eine Massagebehandlung zur Lockerung der verspannten Muskeln verordnet. Es erscheint zunächst einleuchtend, wenn man »detonisierende« Massagen durchführt. Nach allem, was bisher über die Muskulatur bei einem Diskusprolaps gesagt wurde, ist dem Leser aber verständlich geworden, daß bei einer Protrusion oder bei einem Prolaps in bestimmten funktionsabhängigen Muskelgruppen automatisch eine reflektorische Hypertonie entsteht, die subkortikal gesteuert wird und der willentlichen Beeinflussung damit entzogen ist. Der entstandene Hypertonus bestimmter Muskelgruppen ist ja eine wichtige Schutzfunktion für das betroffene Wirbelsegment. Der Versuch, diesen Hypertonus durch Wegmassieren zu beseitigen, ist nicht nur unsinnig sondern meist kontraindiziert, da die detonisierend durchgeführte Massage die Reflexaktivität sogar noch verstärkt und sich damit die Schmerzsymptomatik meist verschlimmert. Im übrigen zeigen die meisten Patienten ohnehin selten das Bedürfnis, sich den schmerzhaften Rücken massieren zu lassen.

Krankengymnastik bei einer akuten Ischialgie

Das Bedürfnis des Ischiaspatienten, jede unnötige Bewegung zu vermeiden und in seiner Schonhaltung zu verharren, schränkt die Möglichkeit einer krankengymnastischen Behandlung ein, zeigt aber auch die Zielsetzung der Therapie. Ohne die Schonhaltung mit Vehemenz zu durchbrechen, soll der Krankengymnast versuchen, vorsichtig aus der vorher gewählten Entlastungshaltung der Lendenwirbelsäule in die physiologische Lordose zu kommen. Das Ziel ist dabei, einerseits der bedrängten Nervenwurzel durch Beibehaltung der Schonhaltung genügend Raum zu lassen und andererseits dem nach dorsal verlagerten Kern die Möglichkeit zu geben, wieder zentralwärts zu »wandern« (34).
Bekanntlich ist das Auftreten einer akuten Ischialgie in der Regel Folge einer länger bestehenden Fehlbeanspruchung der Wirbelsäule mit Ausbildung der oben bereits angesprochenen Muskeldysbalance. Da diese Dysbalance ja immer eine Kettenreaktion von Muskelverkürzungen hervorruft, kann der Krankengymnast auch im akuten Ischiasstadium bereits jetzt schon, fernab vom akuten Geschehen, also von peripher, die Dysbalancen behandeln.
Die lokale Behandlung am Schmerzort selbst, in diesem Falle also im Bereich der unteren Lendenwirbelsäule, hat mit äußerster Vorsicht und Feinfühligkeit zu erfolgen. Wie in der gesamten physikalischen Therapie gilt auch hier der Grundsatz, daß gerade bei Behandlung der Rückenpatienten besonderer Wert darauf gelegt werden muß, keine zusätzlichen Schmerzen zu verursachen. Eine Therapie, die während oder nach der Behandlung den Schmerz verstärkt, ist vom Ansatz oder der Ausführung her falsch gewählt.

> Die Physiotherapie des Rückenpatienten darf nicht weh tun.

Liegebehandlung

Viele Therapeuten sind der Meinung, daß bei einer akuten Ischialgie die beste Behandlung in einer strengen Liegetherapie liegt. Die Forderung einer konsequenten Liegebehandlung läßt sich aber meist nur in Form einer stationären Behandlung durchführen. Diese Möglichkeit ist aus der Praxis heraus gesehen aber nur in einigen Fällen möglich. Der nicht hospitalisierungswillige Patient läßt sich auch zu Hause nicht bedingungslos an sein Bett fesseln. Dies um so weniger, als häufig genug eine gewisse Erleichterung durch Umhergehen angegeben wird, auch wenn dies in einer für Außenstehende grotesk wirkenden Fehlhaltung der Wirbelsäule geschieht!
Ich habe die Feststellung gemacht, daß der schmerzgeplagte Ischiaspatient sehr rasch weiß, welche Verhaltensweise für ihn die beste ist. Ihm eine andere, vermeintlich bessere zu diktieren, ist sicherlich einer der häufigst gemachten Fehler in der konservativen Therapie.

9. Dauer und Verlauf der praeoperativen Therapie

Von dem Zeitpunkt des ersten Auftretens einer heftigen Ischiassymptomatik bis zur notwendig werdenden operativen Behandlung kann man sich auf Grund der Erfahrungen der letzten Jahre in der Regel etwa vier bis sechs Wochen Zeit lassen. Während dieses Zeitraumes sollen alle zur Verfügung stehenden konservativen Maßnahmen ausgeschöpft werden. Es ist dabei aber darauf zu achten, daß sich während dieses Zeitraumes die neurologische Symptomatik nicht akut verschlechtert! Regelmäßige neurologische Kontrolluntersuchungen sind daher unbedingt zu fordern.

Ein *Cauda-equina-Syndrom,* gekennzeichnet vor allem durch eine Blasen- und Mastdarmlähmung (meist hervorgerufen durch einen medialen Massenprolaps) duldet keinerlei Aufschub zur Operation. Eine sofortige Zuweisung zum Operateur ist hier durch keine andere Maßnahme zu ersetzen! Auch Ischiassyndrome, die anfänglich ohne Blasen- und Mastdarmstörung einhergehen, können sich im Laufe der weiteren Behandlung in Richtung eines Cauda-equina-Syndroms verschlimmern. Paradoxerweise wird häufig ein Nachlassen der Schmerzen angegeben, was den Patienten und häufig genug auch gleichermaßen den Therapeuten in Sicherheit wiegt. Nur der Hinweis auf auftretende Störungen der Blasen- und Mastdarmfunktion sind das neu hinzugetretene Merkmal, das unbedingt beachtet werden muß. Bei jeder Kontrolluntersuchung ist erneut auf diese Störung zu achten und gezielt zu erfragen.

> Ein Cauda-equina-Syndrom muß sofort operiert werden.

Polypragmasie: Notwendigkeit oder Schwäche?

Bei der Behandlung eines Ischias ist die Ausschöpfung aller zur Verfügung stehenden therapeutischen Möglichkeiten kein Zeichen einer therapeutischen Schwäche, sondern vielmehr eine Notwendigkeit. Nur das Zusammenwirken aller zur Verfügung stehenden Anwendungen ist sinnvoll.

> Polypragmasie ist beim Ischias kein Zeichen einer Therapieunsicherheit, sondern Notwendigkeit!

10. Bandscheibenoperation – was kommt danach?

Gedanken zum Für und Wider einer konservativen Weiterbehandlung

Über die Bandscheibenoperation selbst oder das Für und Wider einer Nucleolyse will ich in diesem Buch nicht schreiben, da dies den Rahmen sprengen würde. Die folgenden Kapitel betreffen Patienten, die operiert oder nucleolysiert wurden.

Auf Grund langjähriger Erfahrung hat sich, insbesondere in Deutschland, gezeigt, daß es prinzipiell bei der Frage der konservativen Weiterbehandlung unterschiedliche, ja gegensätzliche Auffassungen unter den Operateuren gibt.

Die eine Gruppe der Operateure blickt suspekt auf jede Art der »Nachbehandlung«. Sie argumentiert, daß nach ihrer Erfahrung meist »zuviel des Guten« therapiert würde. Würde man den operierten Patienten sich selbst überlassen, würde man weniger Schaden anrichten als durch eine Physiotherapie. Der operierte Patient wisse meist von sich aus, was er sich zumuten könne und wie er sich verhalten solle. Patienten in einer stationären Kurbehandlung müßten dort die tollsten Verrenkungen machen, häufig käme es dadurch zu Rezidiven oder Heilungsverzögerungen. Diese Gruppe der Operateure ist – salopp formuliert – Opfer ihrer schlechten Erfahrungen geworden.

Die andere Gruppe der Operateure, die der postoperativen Behandlung positiv gegenübersteht, hat dagegen mit ihren Therapeuten bessere Erfahrungen gemacht. In den letzten Jahren konnte durch umfangreiche Untersuchungen nachgewiesen werden, daß die postoperative Frühbehandlung eines Diskusoperierten deutlich bessere Ergebnisse erzielt, als wenn keine entsprechende Weiterbehandlung erfolgt.

Ich muß betonen, daß die postoperative Behandlung nur dann erfolgreich sein kann, wenn sie bestimmte qualitative Bedingungen erfüllt und bestehende neurophysiologische Gesetze dabei nicht mißachtet.

Hauptziel dieses Buches soll es also sein, die in den letzten Jahren bewährten Möglichkeiten und Methoden der Behandlung eines Diskusoperierten aufzuzeigen und auch auf Fehler aufmerksam zu machen, die immer wieder gemacht werden und die das Behandlungsergebnis negativ beeinflussen.

11. Die postoperative Behandlung in der Klinik

Therapeutische Übungen im Liegen

In den meisten orthopädischen und neurochirurgischen Abteilungen, in welchen Diskusoperationen durchgeführt werden, hat sich in der Zwischenzeit durchgesetzt, daß die Patienten bereits am ersten postoperativen Tag durch die Krankengymnastin behandelt werden. Die wichtigste Aufgabe der Physiotherapeutin besteht darin, dem Operierten beizubringen, wie er sich schmerzfrei im Bett umdrehen und aufrichten kann.

Der oberste Grundsatz ist die Beibehaltung der *Stabilität* im operierten Ledenwirbelsäulenbereich. Die Technik des Umdrehens und des Aufrichtens bei stabilisierter Wirbelsäule nennt man in diesem Zusammenhang die »en bloc«-Methode. Die verschiedenen Möglichkeiten der Behandlung in der Erst- und Frühphase nach einer Operation werden in den späteren Kapiteln ausführlich beschrieben.

Schon ab dem ersten postoperativen Tag kann man durch Kontakt der Fußsohlen mit einem Holzbänkchen im Bett vorsichtig aufbauende Widerstandsübungen trainieren. Man kann so über propriozeptive Reize ohne Mobilisation der entsprechenden Segmente eine Aktivierung der Rückenstreckmuskeln einschließlich der monosegmentalen kurzen Muskeln erzielen. Diese Stabilisierungsübungen in der sehr frühen Phase sind aus mancherlei Aspekt wichtig: Durch die Beinarbeit (isometrisches Anspannen des Trizeps) leistet man jetzt schon einen wichtigen Beitrag zur Thromboseprophylaxe. Außerdem spürt der Patient über die Fortleitung der Muskelanspannung sehr rasch, daß er aktiv seine Wirbelsäule stabilisieren kann, was für die weitere Zusammenarbeit von großem psychologischen Wert ist. Schließlich werden durch die isometrischen Kontraktionen der tiefliegenden monosegmentalen Muskelgruppen erhöhte Stoffwechselaktivitäten auch im Bereich des operierten Segmentes provoziert. Diese Stoffwechselaktivitäten sollen nach *Cyriax* (5) Fibrinverklebungen und später auftretende Muskelrigiditäten verhindern. Man kann diese vorsichtigen Beinstemmübungen kontinuierlich in der PNF-Technik[1] weiter ausbauen, natürlich auch unter Einbeziehung der oberen Extremitäten.

Je nach Größe des operativen Eingriffes wird der Operateur selbst darüber entscheiden, ab welchem Tag sein operierter Patient von der liegenden in die sitzende oder auch stehende Position wechseln darf. Auch hier kommt die erlernte »en bloc«-Technik mit stabilisierter Lendenwirbelsäule dem Patienten zugute. Er kann so unter Vermeidung einer unnötigen Bewegung im operierten Segment weitgehend schmerzfrei aus der liegenden in die sitzende Position wechseln.

---

[1] PNF = propriozeptive neuromuskuläre Fazilitation

In den ersten postoperativen Tagen hat sich die *Iontophorese*[1] paravertebral des Operationsbereiches als nützliche Hilfe zur Schmerzlinderung und Ödemrückbildung erwiesen. Der lokale postoperative Wundschmerz wird dadurch rasch beseitigt. Die Krankengymnastik kann effektiver eingesetzt werden.

Therapeutische Übungen im Sitzen und Stehen

Der nächste wichtige therapeutische Schritt ist das Erlernen des richtigen Aufstehens von der Bettkante oder vom Stuhl in die stehende Position und umgekehrt. Das detaillierte Vorgehen wird an späterer Stelle besprochen.

Postoperatives Sitzverbot?

Je nach Klinik und funktionellem Verständnis für die Probleme beim Sitzen auf einem »normalen Stuhl« wird der eine oder andere Operateur seinen Patienten in der ersten postoperativen Phase das Sitzen verbieten. Diese Operateure gehen von der Vorstellung aus, daß das Sitzen auf einem normalen Stuhl unter Aufhebung der physiologischen Lordose (Entlordosierung) in den unteren Bandscheibensegmenten erfolgt und einen höheren intradiscalen Druck bedingt als in der stehenden Position. Diese Tatsache beruht auf den früher schon erwähnten intradiscalen Druckmessungen von *Nachemson* (37).

Das »korrekte Sitzen«

Man kann allerdings die gleiche Position der Lendenwirbelsäule wie im Stehen auch im Sitzen beibehalten, wenn man die Sitzfläche so verändert, daß sie nach vorn abschüssig verläuft. *Brügger* (3) hat dies durch Verwendung eines Keilkissens anschaulich gemacht. Ich habe auf dieser Erkenntnis als logische Weiterentwicklung einen Stuhl konzipiert, der eine stufenlos einstellbare Sitzflächenneigung aufweist. Das Sitzen auf einem solchen Stuhl bedingt etwa die gleiche lordotische Einstellung der Lendenwirbelsäule wie im Stehen.

Naturgemäß kann jetzt der intradiscale Druck in den unteren Bandscheibensegmenten nicht höher sein als im Stehen, da keine andere Druckbelastung auf die Bandscheiben einwirkt als in stehender Position. Nur wenn Patienten postoperativ noch eine Rest-Ischialgie haben, nehmen sie ungern die aufrechte, das heißt die physiologische lordotische Stellung ein. Sie bevorzugen zunächst noch eine leichte entlordosierte Stellung der Lendenwirbelsäule, um durch die Öffnung der Foramina intervertebralia der komprimierten Wurzel mehr Raum zur Verfügung zu stellen. Diesem Bedürfnis soll man selbstverständlich nachkommen, solange der Schmerz dies erfordert. Man wird feststellen, daß nach Abklingen der Restsymptomatik die physiologische Einstellung der Lendenwirbelsäule aber wieder möglich ist und von diesem Zeitpunkt ab soll man das »korrekte Sitzen« auf jeden Fall wieder in das Therapieprogramm aufnehmen.

Nur in der physiologischen Lordose werden die einzelnen Strukturen optimal entlastet, die Gefahr eines Bandscheibenrezidivs ist in dieser Position am geringsten.

> Die physiologische Lendenlordose ist im Liegen, im Sitzen und Stehen (also immer!) der akzeptabelste Kompromiß, bei dem die Summe aller Störfaktoren am geringsten ist.

---

[1] Mit Dolobene® Gel oder Alpha-Chymocutan®

12. Postoperative Immobilisation?

Wenn man die Verfechter der postoperativen Behandlung durch Gips oder Mieder befragt, ob sie damit eine Immobilisation des operierten Segmentes wünschen, wird dies meist heftig verneint. Sie wollen eigentlich nur eine Vermeidung von Störbewegungen garantieren. Eine eigentliche Ruhigstellung ist tatsächlich auch nur bei den Fällen notwendig, bei denen eine knöcherne Instabilität geschaffen wurde, die sich konsolidieren muß, etwa bei notwendig gewordenen größeren Hemilaminektomien oder gleichzeitig durchgeführten Spondylodesen. Bei allen anderen routinemäßig durchgeführten Diskusoperationen nach den heute gängigen Verfahren ist in aller Regel eine Gips- oder Miederbehandlung postoperativ nicht erforderlich.

Untersuchungen in AHB-Kliniken, in denen eine Weiterbehandlung von diskusoperierten Patienten aus verschiedenen Kliniken mit und ohne vorheriger Gips- oder Miederbehandlung erfolgt, haben gezeigt, daß eine bessere und schnellere Rehabilitation bei Patienten *ohne* vorherige Gips- oder Miederbehandlung nachzuweisen ist. Eigene Erfahrungen bestätigen diesen Eindruck.

13. Die AHB-Klinik –
Ein neuer Weg der Weiterbehandlung

Das AHB-Verfahren (Anschlußheilbehandlung) hat sich in den letzten Jahren auch zunehmend bei den bandscheibenoperierten Patienten mit gutem Erfolg durchgesetzt. Untersuchungen haben gezeigt, daß die besten Ergebnisse erzielt werden, wenn die operierten Patienten sofort im Anschluß an die Operation, etwa in der zweiten postoperativen Woche, zum Anschlußheilverfahren kommen (28, 52).

In einer AHB-Klinik sind alle Einrichtungen vorhanden, die eine tägliche Einzelbehandlung durch einen Krankengymnasten unter stationären Bedingungen garantieren. In der 4–6wöchigen stationären Behandlungszeit kann die gewünschte *Rehabilitation* in optimaler Form durchgeführt oder zumindest eingeleitet werden.

Unter Rehabilitation eines Wirbelsäulengestörten versteht man die Wiederherstellung optimaler Funktionen unter Mitarbeit des Patienten (58). Unverzichtbar dabei ist die Kenntnis der Manuellen Medizin und der Neuraltherapie, unterstützt durch Krankengymnastik. Daneben sind klärende Gespräche mit dem Patienten über die auf ihn einwirkenden Störfaktoren, insbesondere im Beruf, erforderlich.

Während der gesamten stationären Behandlung ist es notwendig, den ganzen Lebensbereich des Patienten, seinen Arbeitsplatz, sein Freizeitverhalten, seine Schlaf- und Ernährungsgewohnheiten und vieles mehr zu durchleuchten und sein weiteres Verhalten darauf abzustimmen.

Ein wichtiger Faktor während der Rehabilitationszeit ist das Bewußtmachen und die Vermeidung von Fehlhaltungen, falschen Bewegungen und anderen Störfaktoren. Die Unterweisung des Betroffenen, die *Schulung*, ist zusammengefaßt der Inhalt der »Rückenschule«.

14. Die einzelnen Behandlungstechniken in der postoperativen Phase

Verschiedene Behandlungstechniken haben sich bei der postoperativen Behandlung eines Diskusoperierten in den letzten Jahren als besonders geeignet erwiesen, die nun von Vertretern dieser Schulen vorgestellt werden sollen.

Die auf den folgenden Seiten detaillierten Angaben über die krankengymnastische Behandlung, wurde von den *drei Mitautoren* ohne Kenntnis der jeweiligen anderen Beiträge ausgeführt. Ich habe dieses Vorgehen mit Absicht gewählt, damit unbeeinflußt jede Therapieform schwerpunktmäßig – entsprechend der jeweiligen Schule – klar zum Ausdruck kommt.

Die Manuelle Therapie
(von Lasse Thue)

Therapieprogramm für die bandscheibenbedingten Erkrankungen der unteren Lendenwirbelsäule nach den Prinzipien der Manuellen Therapie

Das therapeutische Übungsprogramm wird zweckmäßigerweise zu oben genannten Indikationsgruppen in drei verschiedene Phasen eingeteilt:

1. Phase:
Übungsprogramm für operierte Bandscheibenpatienten von der 2.–8. postoperativen Woche. In diesem Zeitraum befindet sich gewöhnlich der operierte Patient in einem Rehabilitationszentrum.

2. Phase:
Übungen ab der 8. Woche bis etwa 1 Jahr postoperativ. Bei gutem Erfolg reduziert sich die Zeitdauer bis zur Erlangung der vollen Arbeitsfähigkeit, gegebenenfalls auch bis zur Wiedererlangung der Teilnahmefähigkeit im Leistungssport.

3. Phase:
Übungsprogramm für alle die Patienten, die erst mehrere Monate nach der Operation erstmals zur gezielten krankengymnastischen Behandlung kommen oder bei denen die bisherigen therapeutischen Maßnahmen keinen Erfolg zeigten. Diese Patientengruppe rekrutiert sich aus solchen, die chronische Beschwerden und Schmerzsyndrome haben oder rezidivierende Schmerzattacken verspüren. Ebenfalls in diese Gruppe gehören alle solche Patienten mit chronischen, therapieresistenten Lumbalgien.

Zu Beginn der krankengymnastischen Behandlung steht obligatorisch die Untersuchung durch den Krankengymnasten und die schriftliche Dokumentation der wichtigsten Befunde. Die Untersuchung richtet sich nach dem Untersuchungsschema nach *Frisch* (14) sowie nach den Prinzipien von *Kaltenborn* (23). Bei der Untersuchung müssen wir uns folgende Fragen stellen:

1. Wie ist die aktuelle Haltung?
2. Wie bewegen sich die Gelenke: zu wenig, normal oder zuviel?
3. In welchem Zustand sind die Muskeln, haben sie eine normale Länge, sind sie verkürzt oder sogar verlängert? Sind sie hypo- oder hyperton?
4. Wie ist die Stabilität der Lendenwirbelsäule?
5. Wie ist die Koordination des Patienten?
6. Wie bewegt sich der Patient, bewegt er sich in ungünstigen Bewegungsmustern, nimmt er aus Unkenntnis oder Gleichgültigkeit eine Fehlhaltung dabei in Kauf oder ist er etwa überängstlich und vermeidet peinlich jede unnötige Bewegung?

Übungsprogramm in der 2.–8. Woche:

Die Eingangsuntersuchung eines frisch operierten Patienten läßt sich naturgemäß nur schwierig durchführen, da das Bewegungsausmaß der Lendenwirbelsäule verständlicherweise noch sehr gering ist und in der Regel Palpationen häufig mehr oder weniger als schmerzhaft empfunden werden. Die Untersuchung hat daher besonders vorsichtig zu erfolgen, um nicht zusätzliche unnötige Schmerzen auszulösen. Außerdem ist es wichtig, eine ausführliche Anamnese zu erheben, da aus der Schilderung der Schmerzen von dem Therapeuten wichtige Rückschlüsse auf den Zustand der Lendenwirbelsäule geschlossen werden können (Angaben des Patienten über Auftreten von Beschwerden bei bestimmten Tätigkeiten, Haltungen, Tageszeiten, etc.). Ist auf Grund der noch bestehenden Schmerzsymptomatik die Feststellung des Bewegungs- und Funktionszustandes nicht ausreichend, muß zumindest ein Test auf bestehende oder fehlende Stabilität erfolgen (siehe oben).

> Je besser der Therapeut, desto besser die Untersuchung.

Behandlungsrichtlinien:

A. Instruktion – Aufstellen eines Planes der Behandlungsprogression
B. Stabilität – Muskelkräftigung
C. Muskeldehnung, sofern notwendig
D. Mobilisation, sofern notwendig

Instruktion

Anweisung und Schulung des Patienten, wie er sich bewegen muß, wie er sitzen und liegen soll, welche Tätigkeiten und Bewegungsmuster schädlich und unschädlich sind (Prinzip der Rückenschule, siehe dazu auch frühere Ausführungen im Haupttext). Wichtig ist dabei das Aufbauen eines Selbstvertrauens des Patienten in seine Möglichkeiten und Fähigkeiten.

Progressionsplan:

Ein Plan der Behandlungsprogression muß aufgestellt werden. Es hat sich dabei als wichtig und hilfreich erwiesen, daß man den Patienten von Anfang an unmißverständlich klar macht, wie lange vermutlich die Rehabilitationszeit dauern wird. Eher ist mit längeren Zeiträumen zu rechnen als mit zu kurzen. Ich rechne mit einem Jahr, bis der Patient sich in einem optimalen Zustand befindet, vorausgesetzt, daß der Patient sich kooperativ verhält. Voraussetzung ist obendrein ein großes Engagement des Therapeuten, was leider manchmal vermißt wird. Bei mangelhafter Kooperation von seiten des Patienten kommt es allein deswegen häufig zu Therapieversagern, nicht selten landen diese Patienten wieder beim Operator, schließlich befinden sie sich in der Gruppe der »chronischen Bandscheibenpatienten«.

Stabilität

Hierunter versteht man die Eigenschaft, eine gewählte Stellung beizubehalten. Stabilität bei gleichzeitiger Ausführung einer Bewegung heißt, daß die Bewegung innerhalb physiologischer Achsen nur in einem begrenzten Teil der Gesamtbewegungsbahn ausgeführt wird, wobei der zu stabilisierende Anteil von dieser Bewegung ausgespart bleibt.

Ausgangsstellungen:
Liegen – Rückenlage
        – Bauchlage
        – Seitenlage
Sitzen
Kniestand
Stehen

Widerstandsaufbau:

Die Widerstandsgebung beginnt mit der Behandlung in einem Segment, welches schmerzlos ist, das normale Afferenzen und Efferenzen hat, sowie eine normale Beweglichkeit und eine normale Muskelkontrolle besitzt. Hat der Patient gelernt, diese Übung durchzuführen, wird in der Nachbarschaft des betroffenen Segmentes weiterbehandelt. Erst danach wird das betroffene (z.B. das operierte Segment) direkt behandelt. Zunächst wird eine Drehung (Rotation) des Wirbels durch Druck auf den Querfortsatz provoziert, wobei der Patient versucht, die Rotation durch Muskelspannung zu verhindern. Der Wirbel wird hierbei zunächst mit extrem geringer Druckwirkung touchiert, gegebenenfalls unter vorheriger Vibration oder Fazilitierung.

In gleicher Weise wird ein Rotationsstimulus auf die Nachbarwirbel in kranialer und kaudaler Richtung angewendet, wobei auch hier selbstverständlich der Patient die Rotation durch entsprechende Muskelanspannung zu verhindern sucht.

Wir bewegen uns nun langsam von dem betroffenen Segment nach kranial oder kaudal hinweg und geben den entsprechenden Rotationsimpuls immer weiter entfernt vom betroffenen Segment, jetzt aber an der Thoraxwand. Das Entfernen nach kranial und kaudal bedeutet eine Veränderung des Hebelarmes und damit eine Erschwerung der Übung. Nicht nur die kraniale oder kaudale Entfernung vom Segment mit Verlängerung des Hebelarmes in kraniokaudaler Richtung führt zu einer Verstärkung der Widerstandsgebung, sondern auch die Lateralisation der Widerstandsgebung von der Mittellinie, das heißt von der Wirbelsäule in Richtung auf Becken und Schulterpartie, wo rotatorisch beide Hände des Therapeuten gegen den Widerstand des Patienten einen Rotationsversuch durchführen. Man gibt also Widerstand an der Thoraxwand, an der Schulter, am gebeugten Arm (Ellenbogen) und schließlich als letzten Punkt des Hebels am ausgestreckten Arm und am Handgelenk. Kaudal kann man den Hebel vom Beckenkamm bis über den Oberschenkel, das Kniegelenk bis zum Fußgelenk ausdehnen.

> Es erfolgt bei allen den genannten rotatorischen Impulsen keine tatsächliche Rotation, sondern nur die Impulsrichtung auf die Rotation, wobei die Bewegung durch die muskuläre Widerstandsgebung des Patienten in stabilisierter Form verhindert wird.

Die Widerstandsgebung an den unteren Extremitäten kann man naturgemäß auch im Sitzen und im Stehen üben, was die Variationsmöglichkeit dieser Technik deutlich erhöht.

Von besonderer Wichtigkeit ist die Erzielung einer Hüftstabilität im Stehen. Bekanntlich haben die Lumbalgiepatienten größte Schwierigkeiten, die Lendenwirbelsäule im Einbeinstand stabil zu halten. Wir müssen uns bewußt sein, daß das Stehen im Alltag fast immer vorzugsweise auf ei-

nem Bein geschieht, wobei in solchen Fällen schädliche Beckenkippungen dann unvermeidbar sind. Das Vorgehen der Hüftstabilisierung erfolgt zunächst ausgehend von zwei Beinen, dann übergehend auf ein Bein und schließlich auf ein gebeugtes Bein. (Ein bekanntes und anschauliches Beispiel für die optimale Hüftstabilität sind Balletttänzer, die auf einem Bein stehend, eine waagrechte Hüfteinstellung beibehalten können, auch wenn das freie Spielbein in alle erdenkliche Positionen gebracht wird.)
Beim Muskeltraining der unteren Extremitäten geht man so vor, daß man von einer anfänglich großen Unterstützungsfläche sich auf immer kleinere verlegt, um die Schwierigkeit und die Koordinationsfähigkeit zu steigern.

Knöcherne Abstützfunktion:

Die Lendenwirbelsäule hat eine mehr oder weniger gute knöcherne Abstützung von seiten der Wirbelgelenke (siehe dazu die Anmerkung zur anatomischen Besonderheit der Wirbelgelenke am Beginn des Buches und die Hinweise auf die Entwicklung des aufrechten Ganges bezüglich der Stellung der Gelenkflächen). Für die Stabilität der knöchernen Elemente ist die Facettenrichtung maßgebend. Diese bestimmen die mögliche Bewegungsrichtung der Wirbel. Stehen die Facetten in einer sagittalen Richtung, verlieren die Gelenke ihre knöcherne Abstützung in der dorsoventralen Richtung, wie es häufig schon radiologisch bei a.p.-Aufnahmen erkennbar ist. (Hier sieht man in die offene Gelenkspalte hinein, was in der Regel nur sonst bei Schrägaufnahmen möglich ist.) Bei der eben beschriebenen Sonderstellung der Facetten, aber auch bei vermehrter Erniedrigung der Zwischenwirbelscheibe besteht ein vermehrtes dorsoventrales Gleitvermögen (Instabilität), welches als Pseudospondylolisthesis definiert ist und pathophysiologisch eine präarthrotische Deformität an den Wirbelgelenken bedeutet.

Die Ligamente:

Die Zwischenwirbelligamente können straff oder flexibel sein. Ihre Funktion und ihr Bauplan sehen vor, daß die normale Beweglichkeit im Wirbelsegment nicht behindert wird, nur die unphysiologische.
Auf Grund von zahlreichen Untersuchungen konnte festgestellt werden, daß die Ligamente nach Ruhigstellung eine zunehmende Laxität aufweisen, zusätzlich auch eine Einbuße an Reißfestigkeit erfahren. Unterstellt man, daß nach einer Diskusoperation oft ein Teil der ligamentären Verbindungen durchtrennt wurden, ergibt sich daraus zwangsläufig die naturgemäße Verminderung der Stabilität im entsprechenden Segment.

Muskulatur:

Die Muskulatur der Lendenwirbelsäule, insbesondere die tiefen monosegmentalen Muskeln erfahren durch längere Entlastung (»Schonung«) eine Atrophie (die monosegmentalen Muskeln gehören vermutlich zu der Gruppe der vorwiegend phasischen Muskeln im Gegensatz zu den langen Rückenstreckern, die bekanntlich vorwiegend der posturalen Gruppe angehören). In Untersuchungen wurde festgestellt, daß bereits nach zwei Wochen Inaktivität die monosegmentale Muskulatur zirka 20% ihrer Kraft einbüßt.
Die monosegmentalen Muskeln, die ja gelenknahe sind und die bei einer Diskusoperation teilweise verletzt oder zerstört werden, hatten eine stabilisierende Aufgabe, die sie nunmehr nur noch zum Teil ausüben können.
Die nicht-monosegmentalen Muskeln, die verschiedene Segmente überspringen, haben mit zunehmendem Abstand von der Bewegungsachse eine zunehmend abscherende Wirkung auf das Bewegungssegment (Beispiel Iliopsoas). Die Muskulatur, die ihren Ansatz am Becken sowie am Ober- oder

Unterschenkel hat, führt unter Umständen zu einer erhöhten Beweglichkeit im Bereich der LWS. Die Voraussetzung für eine optimale Hüftbeweglichkeit ohne Mitbewegung innerhalb der LWS ist nur dann gegeben, wenn die oben angesprochene Muskulatur die richtige physiologische Länge besitzt (also keine Verkürzung aufweist). Die chronische Lumbalgie wird andererseits aber auch durch einen ungenügenden Tonus der Bauchwandmuskulatur unterhalten.

Die Voraussetzung für die Beugefähigkeit in den Knie- und Hüftgelenken (Grundgebung für alle Stabilitätsübungen für die LWS) ist eine genügend gute Ausbildung der Beinmuskulatur.

Hypermobilität:

Definitionsgemäß ist eine Hypermobilität dann gegeben, wenn die Beweglichkeit innerhalb eines Gelenkes größer als normal ist. Das pathologisch vermehrte Gelenkspiel äußert sich durch einen ligamentären und muskulären Palpationsschmerz. Bei einer Hypermobilität bewegt sich das Gelenk nicht um die normalen Achsen, sondern um unphysiologische Bewegungsachsen.

Die größte Belastung bzw. der größte Streß auf den Diskus entsteht dann, wenn Stellungsänderungen provoziert werden. Dies ist der Hauptgrund dafür, daß zumindest anfangs viel Wert auf isometrisches Training (Sammelbegriff für Stabilisierung) gelegt wird.

Nach längerer Ruhigstellung eines Gelenkes kommt es zu einer verminderten Belastbarkeit des Gelenkknorpels. Auch dies ist ein Grund für die Forderung einer anfangs isometrischen Behandlung in einer nicht belasteten Ausgangsstellung.

Korsettbehandlung:

Wenn eine Korsettbehandlung überhaupt Sinn haben soll, dann nur mit dem Ziel, durch die Benutzung des Korsetts fehlerhafte und damit schädliche Bewegungsmuster zu verhindern (Prinzip des Mahnkorsetts). Nach Vorstellungen von *Kaltenborn* (23) kann man dabei je nach Aktualität und Fortschritt der Behandlung die abstützenden Pelotten des Korsetts aus thermoplastischem Material wählen, die den jeweils notwendigen anatomischen Erfordernissen kurzfristig angepaßt werden können.

Die Notwendigkeit einer zumindest befristeten Korsettbenutzung kann sich unter Umständen – quasi aus erzieherischen Gründen – auch bei Patienten aus der Gruppe 2 und 3 hin und wieder ergeben.

Je eher der Patient das Gefühl und die Fähigkeit der Stabilität erreicht und je eher er das Gefühl für den richtigen Bewegungsablauf unter den entsprechenden Stabilitätsbedingungen lernt, desto leichter kann er vom befristeten Tragen des Mahnkorsetts entwöhnt werden.

Berufsbezogenes Trainingsprogramm:

Es ist zweckmäßig, häufig sogar unerläßlich, daß der Patient individuell in seiner aktuellen Arbeitsposition beübt werden muß. Dies bedeutet, daß je nach beruflicher Tätigkeit das Behandlungsprogramm etwa im Sitzen oder in arbeitsüblicher Position trainiert werden muß.

Anmerkung zum allgemeinen Training:

Häufig ist es notwendig, ein Herz-Kreislauf-Training durchzuführen, um die aerobe Kapazität im weiteren Verlauf des Trainings zu verbessern. Insbesondere Patienten mit bandscheibenbedingten Beschwerden führen häufig infolge ihrer Bewegungsschmerzen ein ausgesprochen inaktives Leben.

Hinweis zur Repetition:

Je häufiger die Übungen repetiert werden, desto eher werden sie extrapyramidal gebahnt und erfahren eine Automatisierung (der Fahrschüler im Auto muß anfangs immer bewußt daran denken, wann er kuppeln und wann er bremsen muß und welches Bein er dabei aktivieren muß. Erst bei routiniertem Fahren geschehen diese Bewegungsabläufe »automatisch« – sie sind jetzt extrapyramidal gebahnt). Insbesondere die Kniebeuge beim Hochheben eines Gegenstandes muß aus diesem Grunde nicht nur dutzendmale, sondern viele hundertmale repetiert werden, bis sie auch schließlich im Alltag die bis dahin gewohnte Fehlstereotypie der Bewegung mit gestreckten Beinen und Totalkyphose beim Bücken ersetzt.

Gruppentraining:

Hat der Patient die Stabilitätsübungen und Koordinationsübungen ausreichend gut gelernt, kann er nun mit der »Trainingstherapie« anfangen, entweder in der Gruppe oder alleine. Diese Therapieform erfolgt selbstverständlich immer unter Aufsicht und Instruktion. Beim Partnertraining muß der Therapeut zu Kontrollzwecken immer den Patienten beobachten können und ihm nicht den Rücken zuwenden.

> Eine Partnerübung darf sich niemals zum Zweikampf entwickeln!

Dehnungsübungen

Es ist immer darauf zu achten, daß das operierte Segment ausgespart bleibt. Bei mangelhafter Stabilität sind Dehnungsübungen so lange auszusetzen, bis eine genügende Stabilität wiederhergestellt ist.
Die Dehnungsübungen werden nach dem Prinzip von *Evjenth* und *Hamberg* (11) ausgeführt. Es erfolgt dabei eine kurze Anspannung von 6–8 Sekunden, danach die Dehnung von 6–45 Sekunden, abschließend die Anspannung der Antagonisten, was häufig vergessen wird.
Je detailliertere Kenntnisse der Therapeut besitzt, desto früher kann er mit Dehnungsbehandlungen beginnen. Die detaillierten Kenntnisse bedeuten dabei, daß der Therapeut wissen soll, wie er die Muskeldehnung ausführen muß, ohne daß dabei das geschädigte Segment der Lendenwirbelsäule bewegt oder belastet wird (siehe abschließend bei den Bildern der Muskeldehnung).

Die Mobilisation

Die Mobilisation von hypomobilen Wirbelsäulensegmenten erfolgt in der Regel erst mehrere Monate postoperativ. Es ist dabei ausgesprochen wichtig, daß das operierte, eventuell hypermobile Segment dabei nicht mitbewegt wird. Diese Empfehlung gilt insbesondere für die Therapeuten, bei denen die manuelle Technik nicht sehr gut ist. Je besser ausgebildet der Therapeut, desto früher darf in diesen Segmenten mobilisiert werden.

> Die Mobilisation von hypomobilen BWS-Gelenken muß sehr vorsichtig erfolgen. Nur kurze Hebeltechniken verwenden, lange Hebel sind verboten!

Bei der Mobilisation eines Lendenwirbelsegmentes ist zu beachten, daß vorher eine gute muskuläre Stabilität in den benachbarten Segmenten aufgebaut wurde.

Patient und Selbstvertrauen:

Wie eingangs bereits erwähnt, halte ich es für besonders wichtig, wenn der Patient wieder Vertrauen zu seinem eigenen Rücken bekommt. Wichtig ist dabei, daß der Therapeut nicht den Fehler begeht, den Patienten zu überfordern. Kommt es auf Grund der Behandlung zu Schmerzen,

kommt es häufig zu einem kaum wiedergutzumachenden Vertrauensverlust (siehe Merksatz aus dem Hauptteil: *Die Physiotherapie des Rückenpatienten darf nicht weh tun!*).
Zur Vermeidung von Schmerzentstehung durch die Therapie empfiehlt sich, daß der Patient sein Trainingsprogramm wenigstens zweimal pro Woche über 15–20 Minuten selbständig, das heißt ohne Instruktion (aber unter Beobachtung) durchführt.

Behandlung bei Sportlern:

Wenn man einen Sportler behandelt, müssen wir die für den betroffenen Sport spezifischen Bewegungen zunächst analysieren und kennen. Diese spezifischen Bewegungsabläufe muß man im Übungsprogramm nachvollziehen, das heißt imitieren (*Sportler müssen sportspezifisch trainiert werden*).
Häufig trainieren Sportler falsch, etwa mit zu langem Hebel, zu großem Bewegungsausschlag oder ohne Anspannung der kleinen Rückenmuskeln unter Verwendung nur der langen, nicht-monosegmentalen Muskeln. Oft finden wir gerade bei Sportlern zu kurze Hüftmuskeln und hypermobile Gelenke im Bereich der unteren Lendenwirbelsäule.

Hinweis:

Laß den Sportler immer erklären, wie er seine Technik ausübt. Die meisten Sportler sind überzeugt, daß sie über den Bewegungsablauf genau Bescheid wissen und ihn richtig ausführen, was aber meist nicht der Fall ist. Ein typisches Beispiel sind oft unnötige und gefährliche Rotationsbewegungen in der Lendenwirbelsäule, die ausgemerzt werden müssen. Da die Lendenwirbelsäule ohnehin nur wenige Grad Rotationsmöglichkeiten pro Segment besitzt und die Rotation eine deutliche Schädigungsgefahr für den Diskus, insbesondere unter gleichzeitiger Belastung, darstellt

(siehe Hauptteil), müssen wir versuchen, bei allen Bewegungsabläufen die Lendenwirbelsäule möglichst stabil zu halten.

> Die Lendenwirbelsäule besitzt kein Kugelgelenk; verhindere, daß sie so bewegt wird, als wäre ein Kugelgelenk vorhanden!

Anmerkungen zur Therapie für Patienten der Gruppe 1:

Der Patient muß erst eine Übung beherrschen, ehe er zur nächsten übergehen darf. Übungen 22 bis 56 (mit Ausnahme der Übungen 35 und 43) durchführen.

Anmerkungen zur Therapie für Patienten der Gruppe 2:

Haben wir ein genügend hohes Behandlungsziel erreicht, besteht die Aufgabe jetzt darin, den Patienten auf die üblichen Alltags-, Freizeit- und Sportbedingungen vorzubereiten. Der Therapeut muß ein waches Ohr für Angaben von Schmerzen haben, die nach dem Training oder nach Alltagsbewegungen angegeben werden.

> Treten Schmerzen durch die Therapie auf, ist entweder der Behandlungsfortgang zu rasch gewählt oder die Therapieform zu ändern!

Treten während oder nach der Trainingstherapie keine Schmerzen auf und führt der Patient seine Übung technisch einwandfrei aus, geht man im Trainingsprogramm weiter. Schmerzfreiheit allein bedeutet allerdings nicht, daß die Übung deswegen auch richtig ausgeführt werden muß, da häufig die Schmerzen erst später nach einem Intervall auftreten können.

> Der Patient in der Trainingstherapie hat sich streng an unsere Anweisungen zu halten.

Bei Beschwerden während der Trainingstherapie, die ihre Ursache in einer Hypomobilität oder Verkürzung von Muskeln zu haben scheinen, ist dies zu überprüfen und eventuell Dehnungen und Mobilisationen durchzuführen, bevor im Programm weiter gegangen wird.

Anmerkungen zur Therapie für Patienten der Gruppe 3:

Bevor man mit der Therapie der Patienten dieser Gruppe beginnt, muß zunächst herausgefunden werden, in welchem Bewegungs- und Funktionszustand der einzelne ist. Dies entscheidet, in welchem Stadium man den Patienten die Therapie starten läßt. Ein Beispiel aus dem Sport: Ein neu in einen Reitverein gekommener Reiter wird in der Regel erst einmal allein vom Reitlehrer auf seine Möglichkeiten und Kenntnisse hin überprüft, bevor er in eine Anfänger- oder Fortgeschrittenengruppe eingeteilt wird. Ähnliches gilt beim Skilaufen in der Skischule.
Ähnlich wie im Sport soll schon aus psychologischen Gründen der Patient beim Trainingsprogramm nicht überfordert werden und daher von Anfang an in die richtige Position des Trainingsablaufes eingestuft werden. Denken Sie immer daran, daß sein Vertrauen zum Therapeuten auch seinem eigenen Rücken zugute kommt. Je größer seine Zuversicht und sein Selbstvertrauen werden, desto selbstverständlicher und »selbstsicherer« wird er sich bewegen und verhalten. Falls er zu den Korsett-Trägern gehört, kann er in diesen Fällen früher sein Korsett ablegen, allerdings unter der Maßgabe, jetzt besonders viel zu trainieren.

Allgemein kann man bei der Gruppe 3 feststellen, daß unsere Aufgabe hier besonders schwierig ist.

Die Gründe hierfür sind vor allem:
— Häufig schlecht motivierte Patienten;
— Schlechtes (mangelhaft ausgebildetes) Körpergefühl (Koordination);
— Hypermobilität bei L4 oder L5;
— Hypomobilität im Bereich der BWS;
— Verkürzungen der Hüftmuskulatur;
— Schwäche der tiefen Rückenmuskeln sowie der Bauch-, Oberschenkel- und Unterschenkelmuskulatur.
— Der Patient wurde früher ungenügend therapiert, er hat vermutlich falsch indizierte mobilisierende Bewegungen für die LWS gelernt, anstatt stabilisierende. Häufig hat er mit zu großen Bewegungsausschlägen seine Bewegungen durchgeführt.
— Aus schlechter Erfahrung und mangelhafter Vorbehandlung kam es bisher zu häufigen Wechseln von Therapeuten, was ihn naturgemäß mißtrauisch und nicht gerade hoffnungsfroh stimmt.

Zu den häufig frustrierenden Erlebnissen zählen die Patienten, die aus fehlendem Verständnis für die Funktion nach monatelanger Bemühung und Instruktion immer noch nach der Therapie ihre Schuhe mit gestreckten Knien zuschnüren! Auch in solchen Fällen, wenn man am liebsten die Therapie abbrechen möchte, ist es eigentlich unsere Aufgabe, mit viel Geduld und Nachsicht weiterzuarbeiten und den Patienten – ähnlich wie in der Schule – als besonders förderungsbedürftigen Sonderschüler zu behandeln. Häufig erlebt man doch, daß schließlich »der Groschen fällt«, dann schließlich fallen alle unsere Bemühungen endlich auf fruchtbaren Boden.
Optimal ist es bei Behandlungen der Patienten dieser Gruppe, daß man anfangs täglich, später dreimal und schließlich zweimal pro Woche behandelt. Der Übergang zur Gruppenbehandlung ergibt sich

dann zwangsläufig und automatisch, optimal ist dabei auch der Versuch einer selbständigen medizinischen Trainingstherapie nach entsprechender Anleitung.

Wir als Therapeuten müssen natürlich auch unsere Grenzen erkennen lernen. Wie im Hauptteil ausgeführt, kann nicht jedem durch unsere Arbeit immer geholfen werden. Zu früh aber die Flinte ins Korn zu werfen und den Patienten unverrichteter Dinge wegzuschicken, ist ein oft gemachter Fehler. Ein ebenso großer, wenn nicht größerer Fehler ist es, wenn man bei solch schwierigen Patienten nicht hin und wieder diesen einem Kollegen zuweist, von dem man weiß, daß er größere Erfahrung und bessere Kenntnisse hat!

Insbesondere in den skandinavischen Ländern hat sich im Laufe der letzten Jahre und Jahrzehnte gezeigt, daß es bis zu einem Jahr dauert, bis ein optimaler Trainingszustand erreicht wird. Wenn nicht durch bestimmte ideale sportliche Tätigkeiten automatisch ein dauernder Trainingseffekt erzielt wird, ist auch nach diesem einen Jahr eine weitere konsequente medizinische Trainingstherapie in regelmäßigen Abständen oder kontinuierlich eine Forderung, die man sich unter heutigen Bedingungen zumindest in Mitteleuropa leisten können müßte.

Abbildung 22. Bauchlage: ▷
Kleines Kissen unter den Bauch.

Abbildung 23. Technik:
Vorsichtiger Druck mit dem Daumen oder der Handkante auf den Querfortsatz des Wirbels. Stimulation evtl. mit Vibrationen. Der Patient soll gegen diesen Druck gegenhalten, dabei aber die Bauchmuskeln nicht anspannen. Der Rotationsstimulus wird gleicherweise auf die Nachbarwirbel in kranialer und kaudaler Richtung gegeben.

Abbildung 24. Bauchlage:
(Kissen unter den Bauch) Aufforderung, Gesäß und Bauchmuskeln anzuspannen.

Abbildung 25. Rückenlage:
Auffordern, Oberschenkelmuskulatur anzuspannen (Fuß hochziehen und Knie runterdrücken.)

22

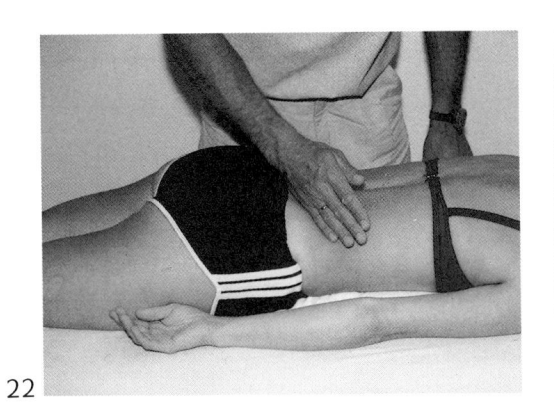

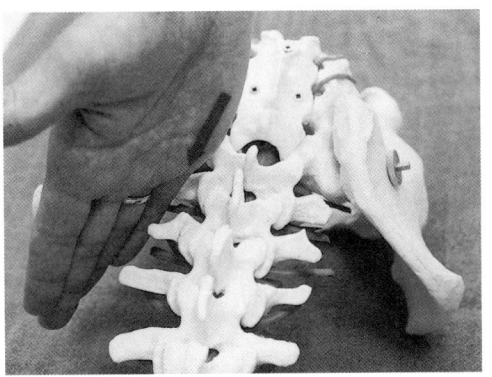

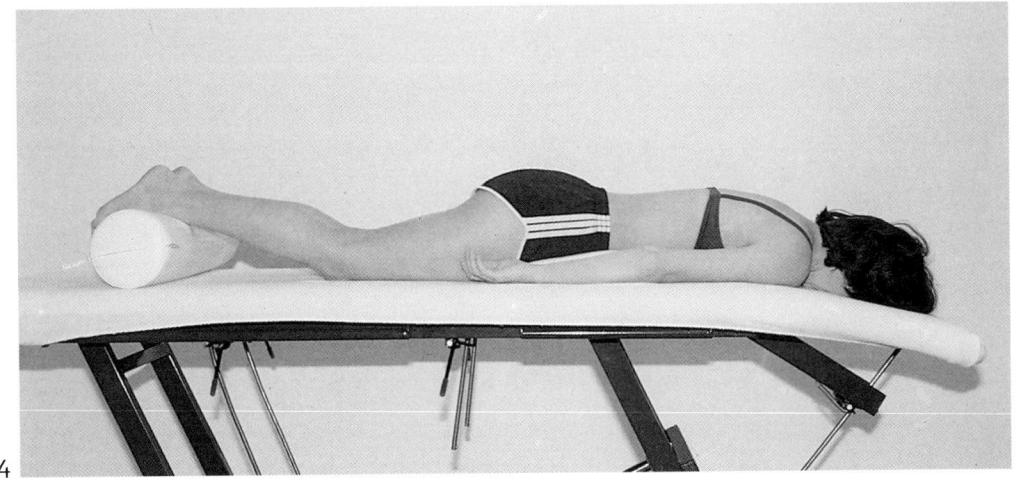

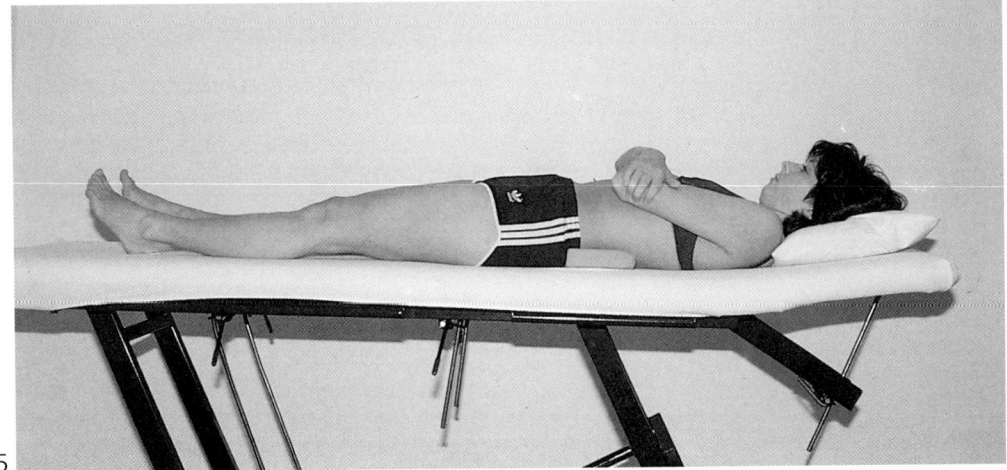

23

24

25

61

26a

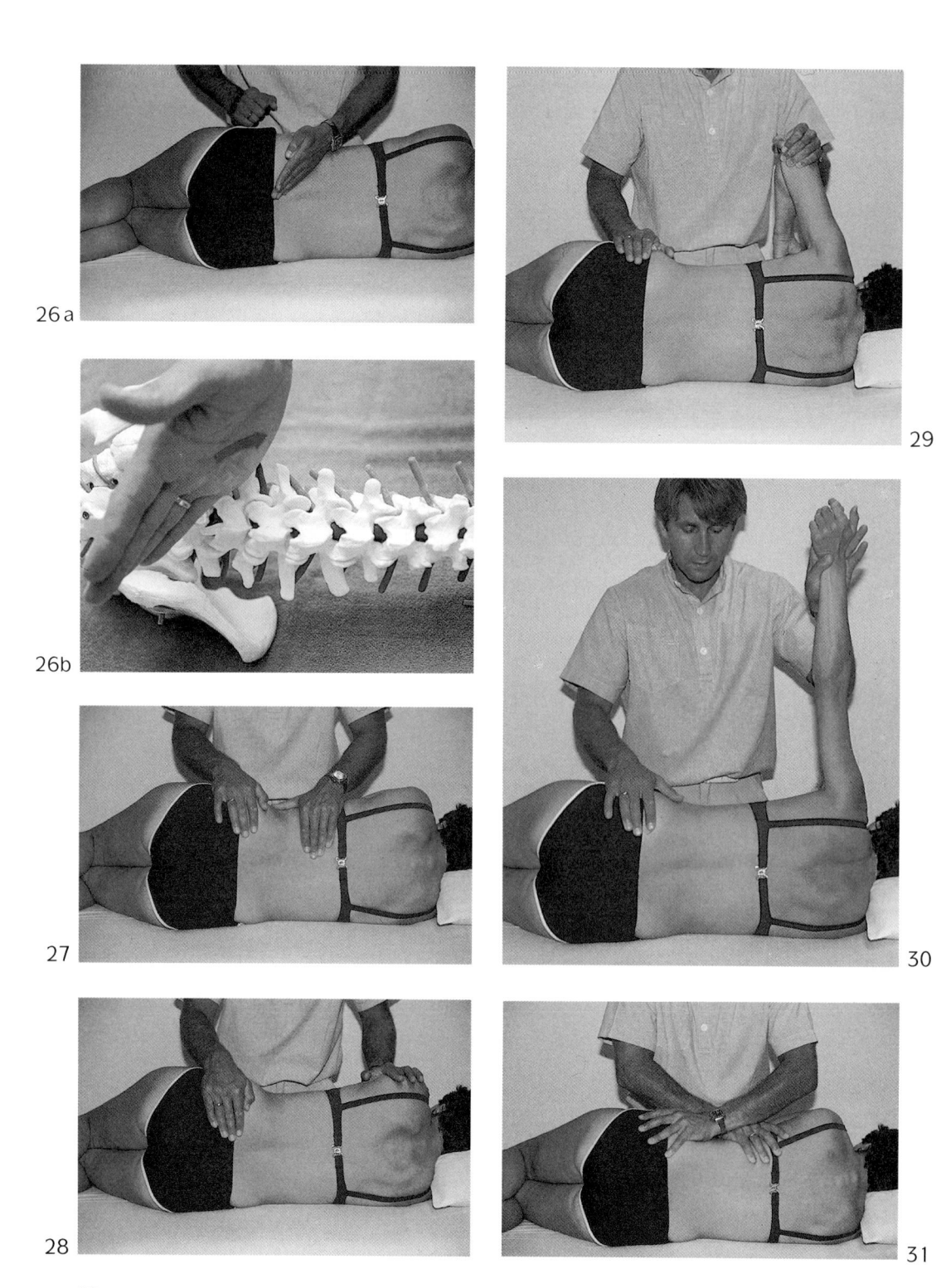

26b

27

28

29

30

31

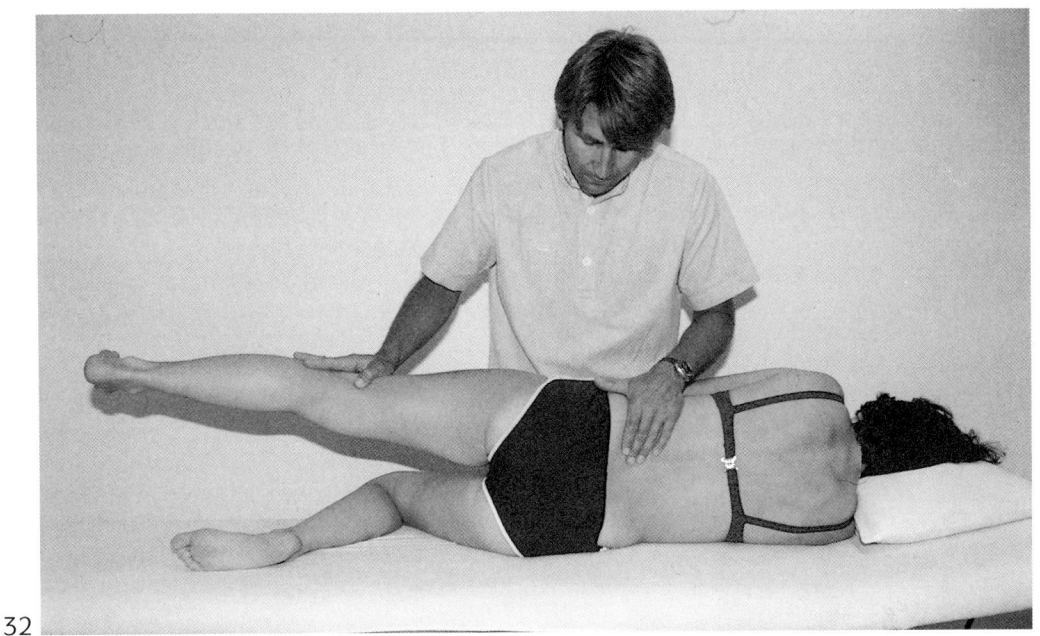

Abbildung 26. Seitlage:
Beine nur so weit beugen, daß die LWS in Neutralstellung liegt. Druck auf den Querfortsatz wie bei Beispiel 1.

Abbildung 27. Seitlage:
Isometrischer Widerstand gegen das Becken geben, den Oberkörper des Patienten in die gegenläufige Richtung drücken.

Abbildung 28. Der Widerstand wird zuerst in der Nähe des betroffenen Segmentes gegeben, später Vergrößerung der Hebellänge durch Entfernung vom betroffenen Segment.

Abbildungen 29 und 30. Seitlage:
Es wird isometrischer Widerstand gegen den gebeugten oder gestreckten Arm des Patienten gegeben. Der Patient stabilisiert dabei das gewünschte Segment, welches durch Palpation vom Therapeuten kontrolliert wird.

Abbildung 31. Seitlage:
Isometrischer Widerstand am Becken und am Thorax (der Patient soll den M. latissimus dabei nicht anspannen).

Abbildung 32. Seitlage:
Anspannen der Bauch-, Rücken- und Gesäßmuskeln, dann das oben liegende Bein leicht anheben (das unten liegende Bein wird soweit gebeugt, daß die LWS stabil ist). Zusätzlich kann man isometrischen Widerstand gegen den Oberschenkel, den Unterschenkel oder den Fuß geben.

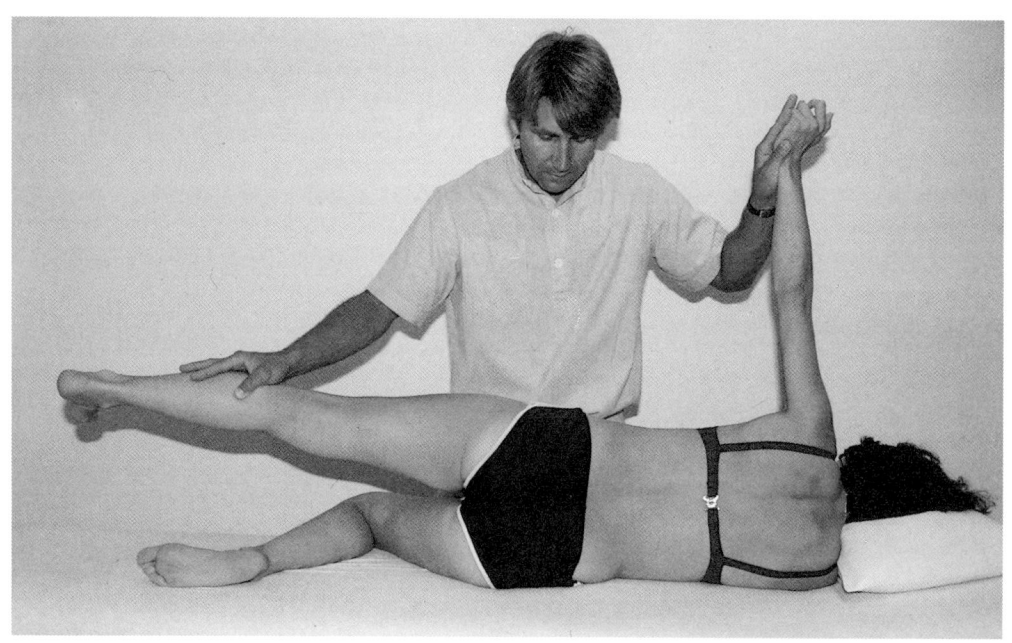

Abbildung 33. Wie vorher bei Abbildung 32, jetzt aber zusätzlich Widerstand gegen den ausgestreckten Arm. (Beachte, daß der Psoas nicht stimuliert wird, Innenrotation des erhobenen Beines!)

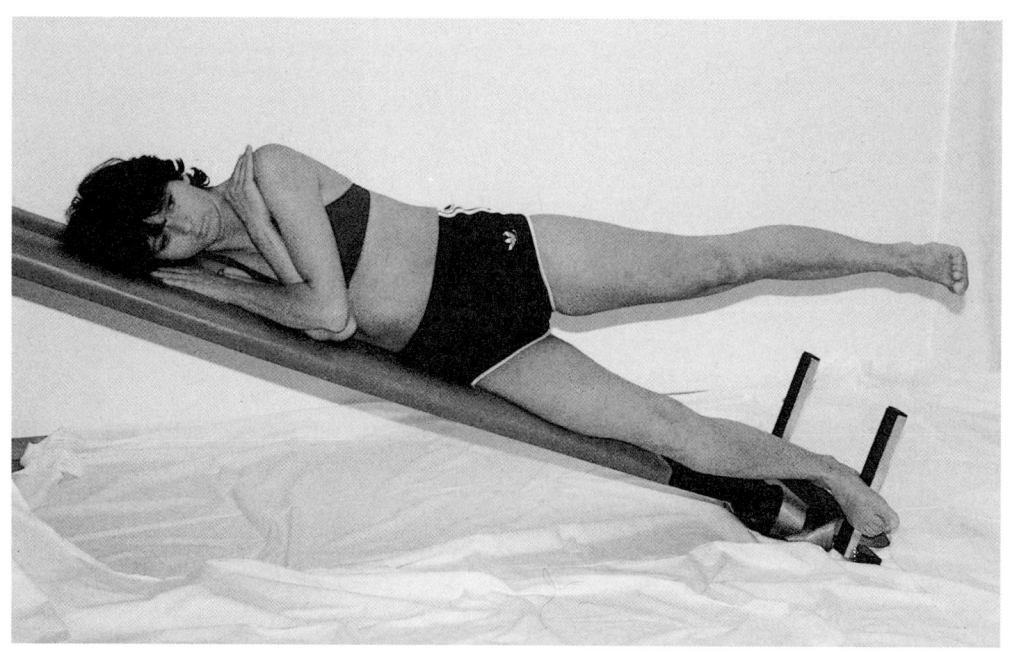

Abbildung 34. Seitlage auf dem Schrägbett: Bauch-, Rücken- und Gesäßmuskeln anspannen und das oben liegende Bein abheben (das unten liegende Bein wird soweit gebeugt, daß die LWS stabil ist). Gilt als vorbereitende Übung für die nächste Übung.

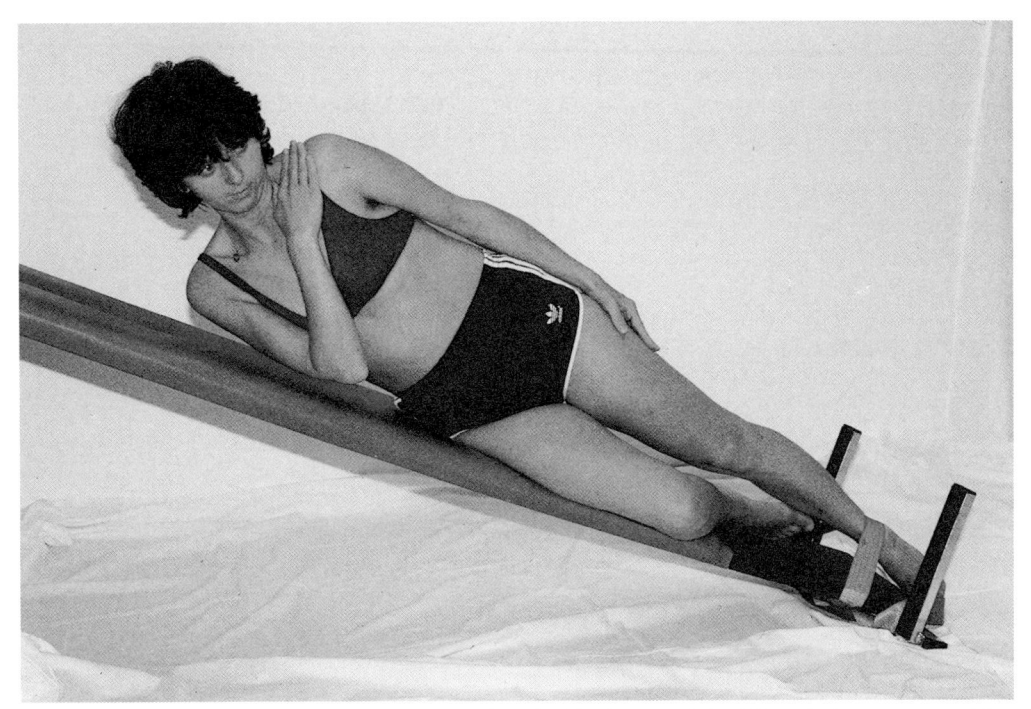

Abbildung 35. Seitlage auf dem Schrägbrett: Bauch-, Rücken- und Gesäßmuskeln anspannen (der oben liegende Fuß ist mit einem Gurt fixiert). Oberkörper anheben. Die Bewegungsachse geht dabei durch das Hüftgelenk.

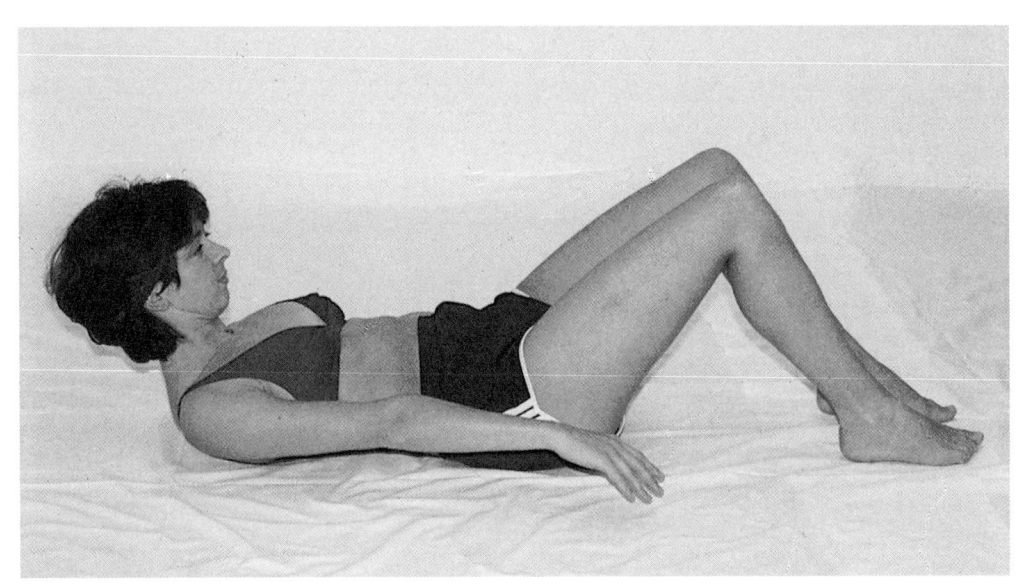

Abbildung 36. Rückenlage: Beine gebeugt und Hände in den Nacken oder aufgestützt. Oberkörper in Richtung Zimmerdecke abheben, wobei die LWS liegenbleiben muß. Evtl. zusammengerolltes Handtuch unter die LWS.

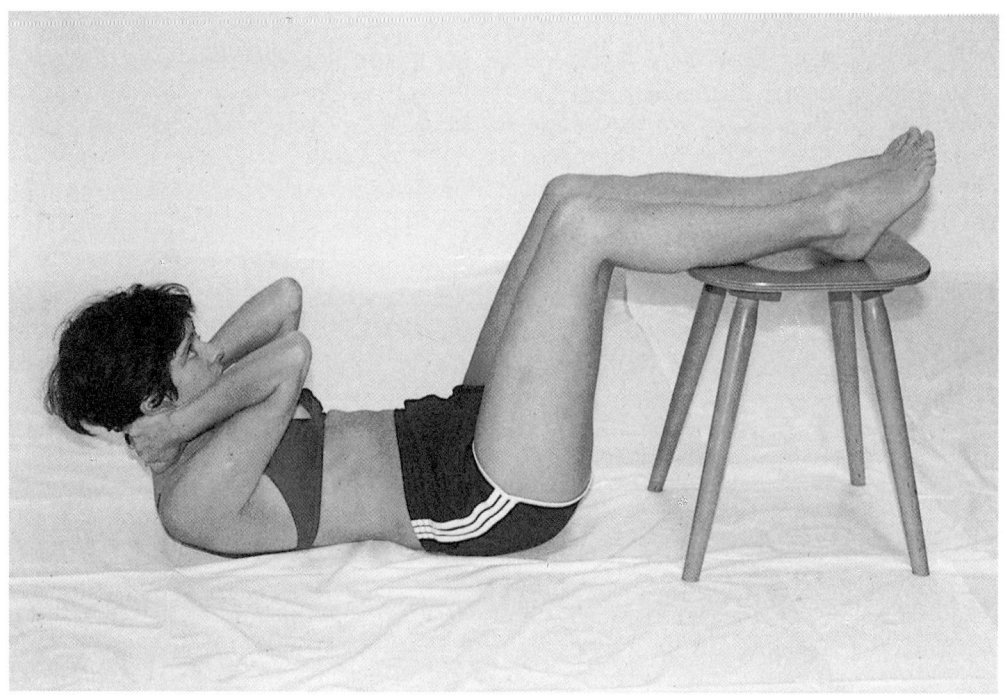

Abbildung 37. Alternativ zur Vorübung. Unterschenkel in Stufenlagerung auf Hocker o.ä.

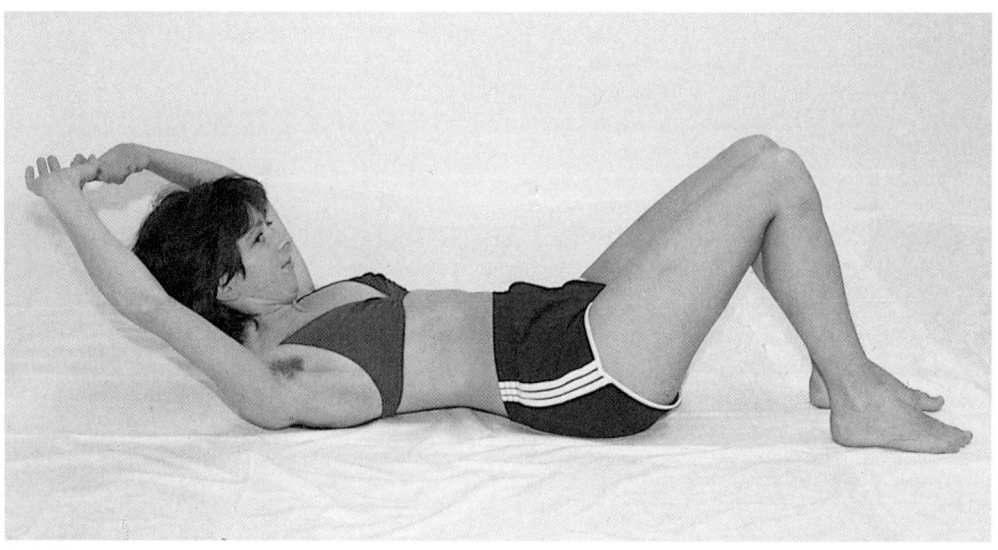

Abbildung 38. Rückenlage: Beine gebeugt und Arme nach hinten gestreckt (Hebelverlängerung durch die Arme, sonst wie Vorübung).

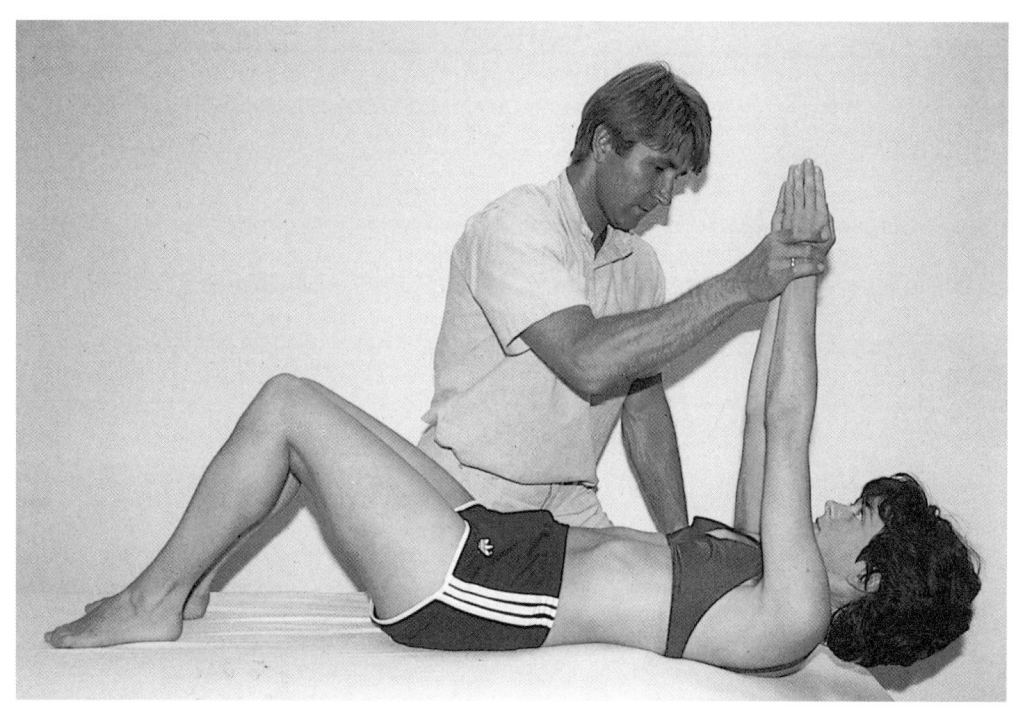

Abbildung 39. Rückenlage: Wie Vorübung. Der Therapeut gibt nun am Ellenbogen oder am gestreckten Arm Widerstand nach fuß- oder kopfwärts. Der Widerstand gegen den Arm kann auch im Sinne der PNF-Diagonale gegeben werden. Der Patient darf dabei sein Becken nicht heben oder drehen.

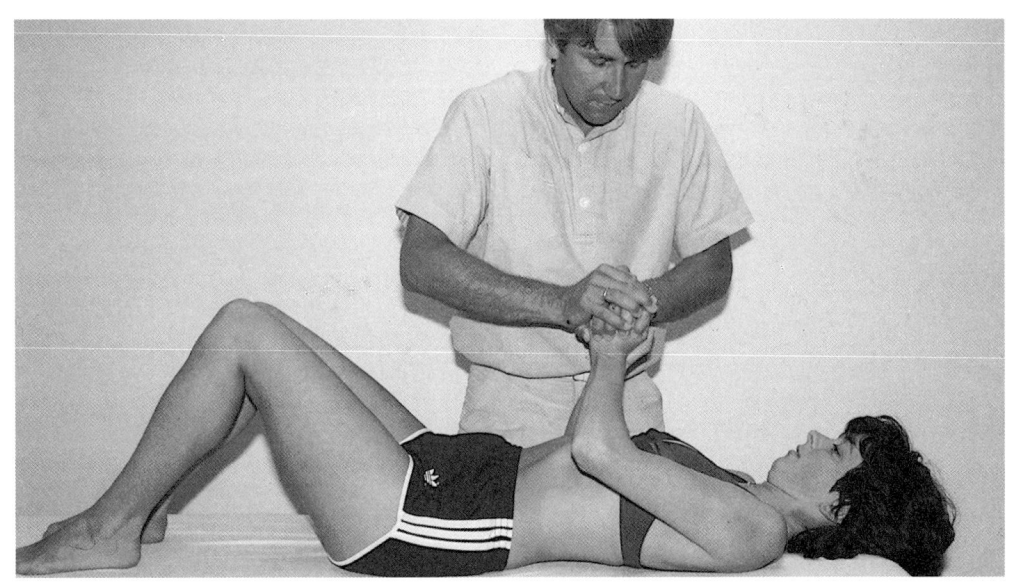

Abbildung 40. Rückenlage: Der Therapeut gibt Widerstand gegen die Armerhebung nach oben. Der Patient darf sein Becken weder heben noch drehen.

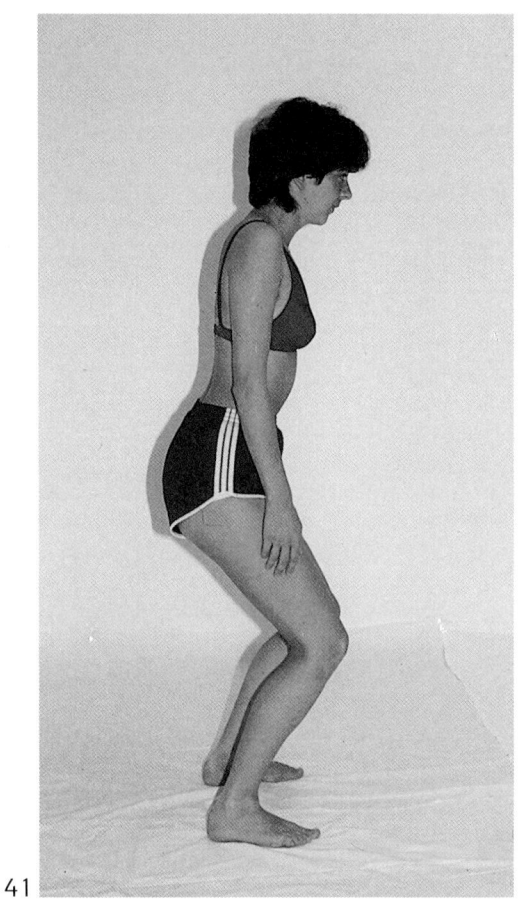

Abbildung 41 und 42. Kniebeugung in leichter Grätschstellung oder in Schrittstellung mit stabiler Wirbelsäule. Dabei nicht zu tief in die Kniebeuge gehen, um keine LWS-Kyphose zu erzeugen.

Abbildung 43. Bauchlage auf dem Schrägbrett: Beine mit einem Gurt fixieren. Bauch-, Rücken- und Gesäßmuskeln anspannen und Oberkörper abheben. Die Bewegungsachse geht dabei durch die Hüftgelenke.

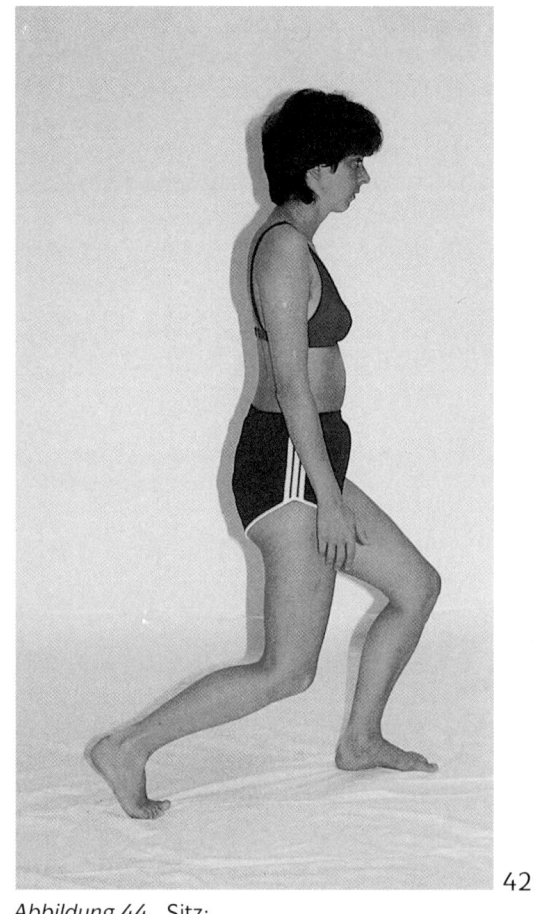

Abbildung 44. Sitz:
Druck mit Handkante auf den Querfortsatz (evtl. mit Vibration). Der Patient soll dagegenhalten, ohne die Bauchmuskeln anzuspannen. Später kann man im betroffenen Segment statisch arbeiten und gleichzeitig oberhalb dynamisch.

Abbildung 45. Der Patient dreht im Sitzen den Oberkörper leicht von Seite zu Seite, ohne die Spannung der tiefen Rückenmuskeln zu verlieren. Die LWS bleibt stabil.

43

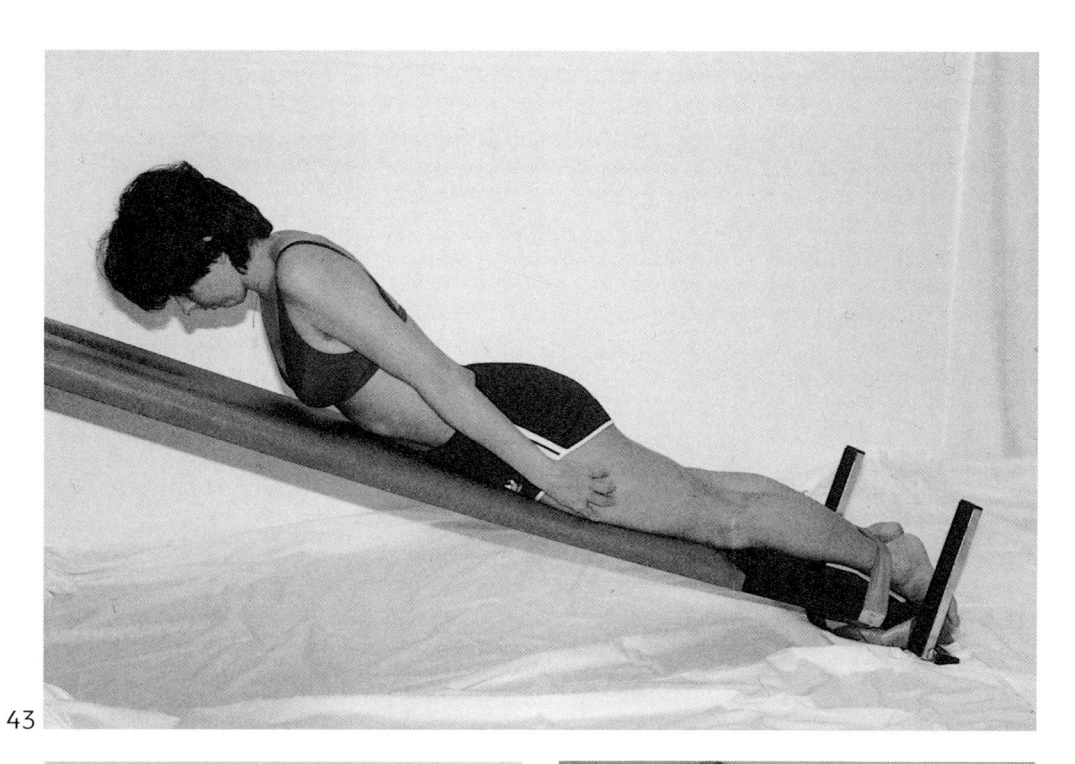

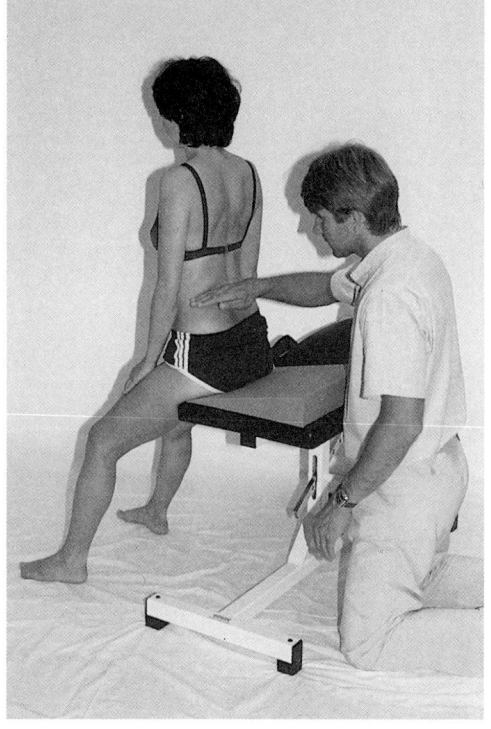

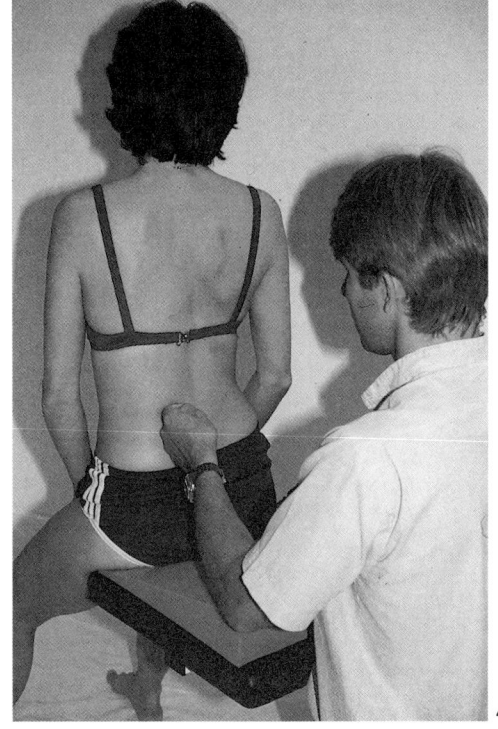

44

45

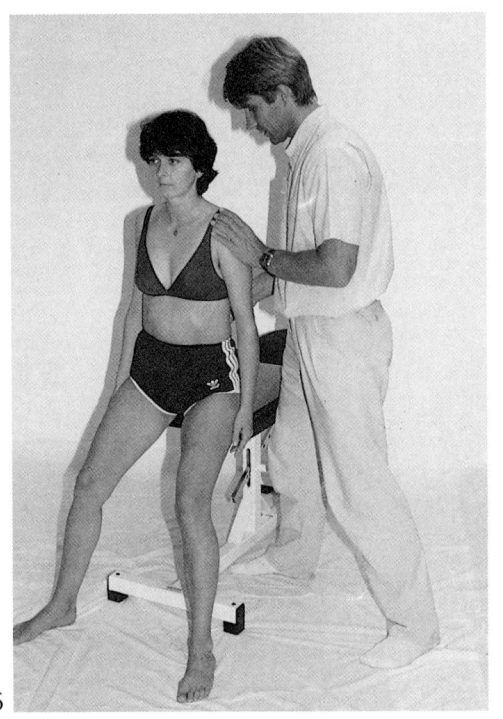

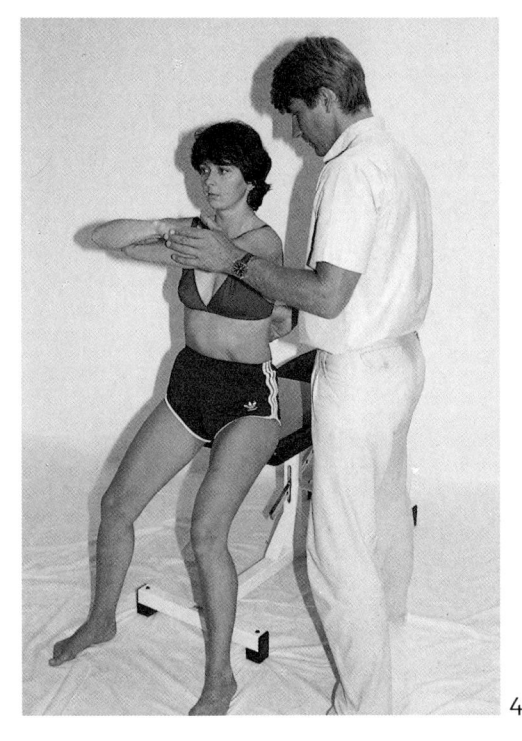

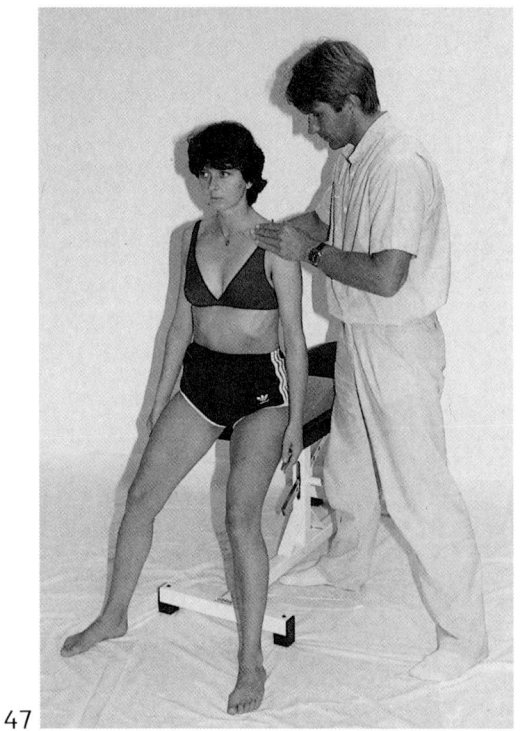

Abbildung 46. Der Therapeut gibt dem Oberkörper (Oberarme) isometrischen Widerstand bei unterschiedlicher Hebellänge. Beachte, daß die Hüftgelenke des Patienten weniger als 90° gebeugt und leicht abduziert sind.

Abbildung 47. Der Therapeut schiebt seitlich gegen die Schultern, versucht den Oberkörper durch Druck an den Schultern zu rotieren, das gleiche geschieht gegen die gebeugten oder gestreckten Arme.

Abbildung 48. Widerstand gegen die verschränkten Arme von oben nach unten. Bei allen diesen Sitzübungen muß der Patient seine Lendenwirbelsäule immer stabil halten, die tiefen Rückenmuskeln und Bauchmuskeln müssen angespannt sein. Auch die Gesäßmuskulatur wird angespannt, um eine bessere Stabilität zu erreichen.

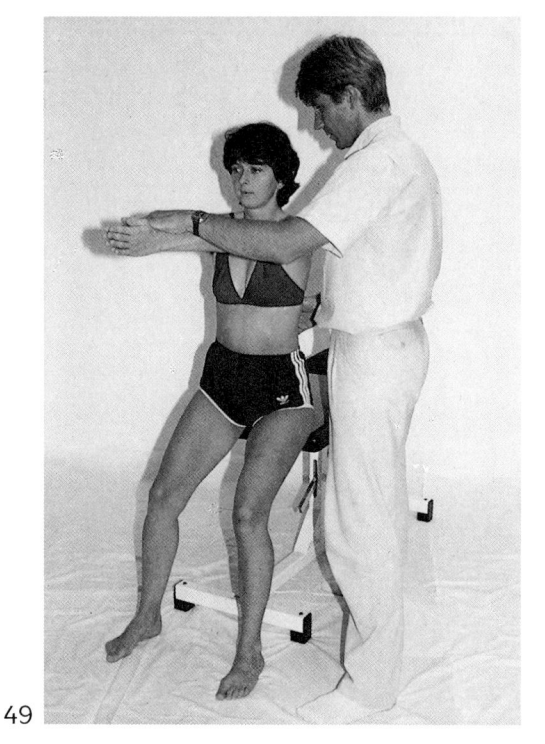

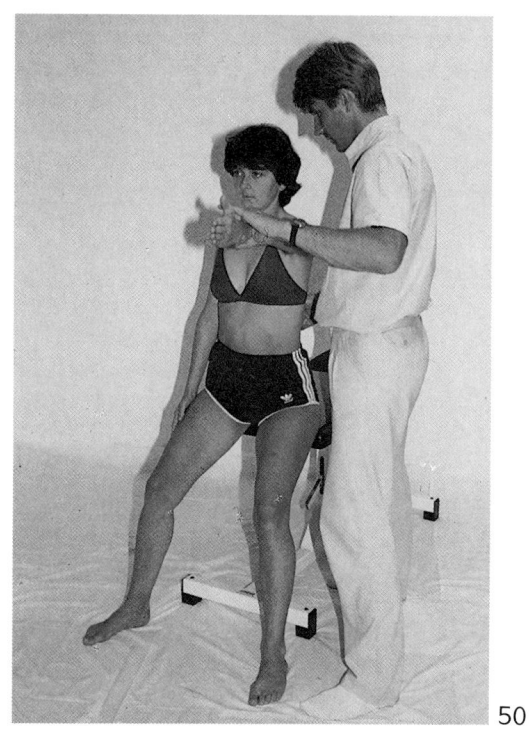

Abbildungen 49 und 50. Folgende Sitzübungen in der Ausgangsstellung wie bisher, Widerstand gegen die ausgestreckten Arme bzw. gegen den einen ausgestreckten Arm nach oben und unten bzw. in die Diagonalen.

Abbildung 51. Sitz:
Der Therapeut gibt an den gebeugten oder gestreckten Armen dynamischen Widerstand. Der Patient soll die Arme nur leicht bewegen, ohne die stabile Lendenwirbelsäule zu bewegen. Alle Richtungen, auch die Diagonalen einbeziehen. Die gleiche Übung auch mit einem Arm durchführen.

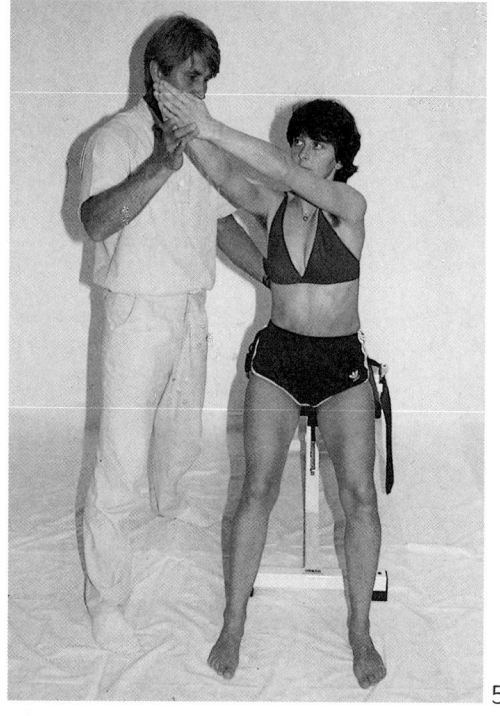

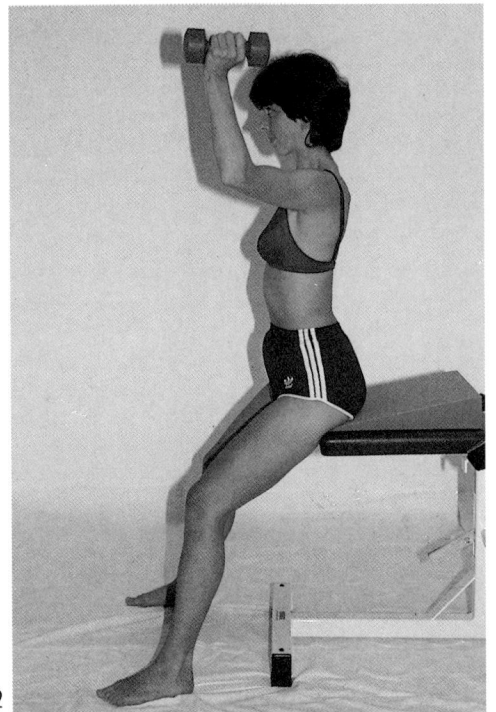

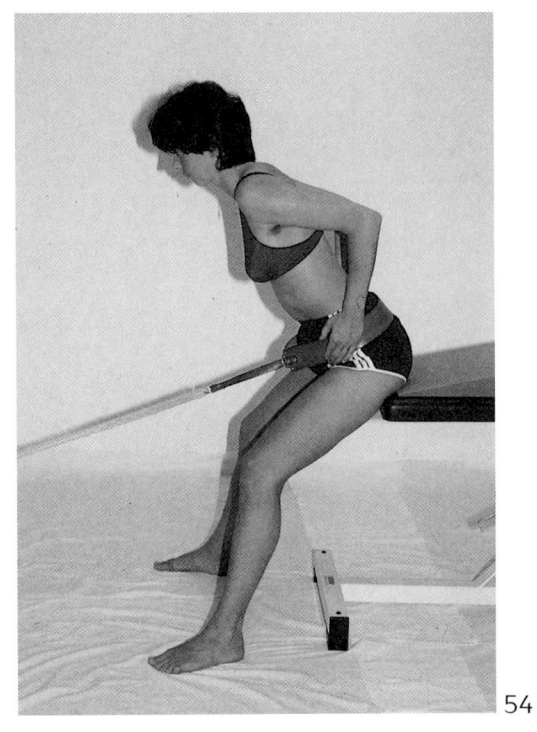

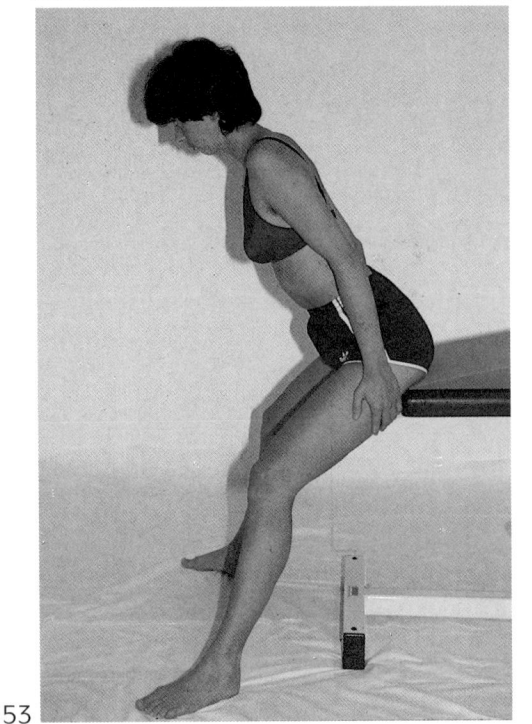

Abbildung 52. Sitz:
In stabiler LWS-Position Hanteln in verschiedene Richtungen hochheben.

Abbildung 53. Sitz:
Vor- und Rückneigung des Oberkörpers mit stabiler LWS.

Abbildung 54. Sitz:
Gesicht zum Rollenzugapparat. Der Gurt liegt um das Becken. Die gleiche Vor- und Rückneigung wie bei Abb. 53 durchführen. Wiederum stabile LWS.

Abbildung 55. Sitz:
Ausgangsstellung wie oben, die Übung wird mit angelegtem Gurt um die Schultern in gleicher Weise ausgeführt.

Abbildung 56. Wie Vorübung, dabei bei stabiler LWS leichte Rotation des Oberkörpers. Gesicht oder Rücken zum Zuggerät.

Abbildungen 57 und 58. Sitz:
Ausgangsstellung wie vorher. Mit stabiler LWS wird beidarmig oder einarmig das anfangs leichte Rollengewicht in verschiedene Richtungen gezogen.

55

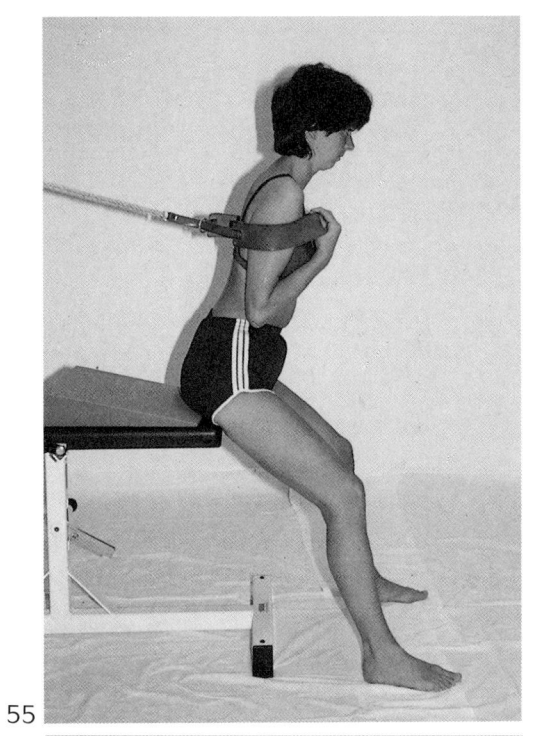

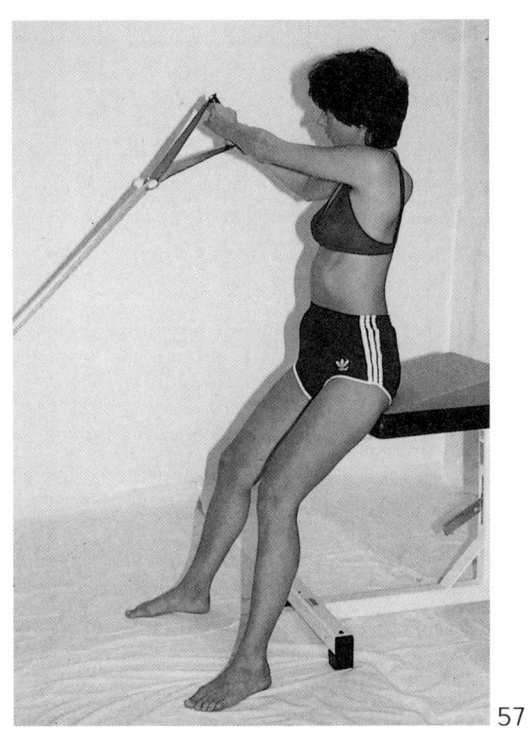

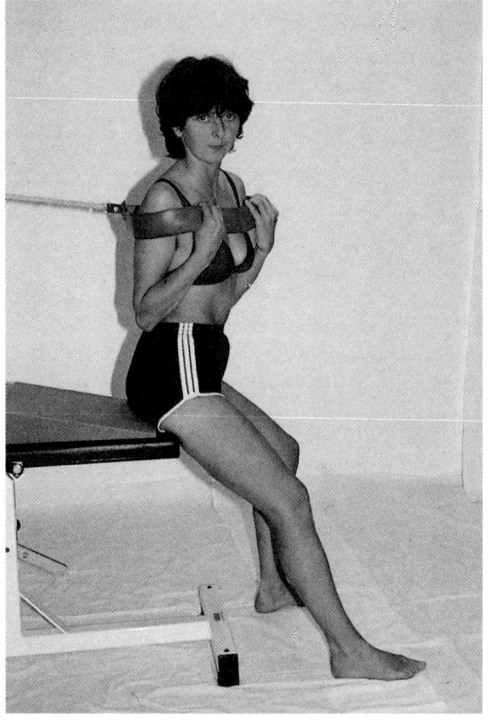

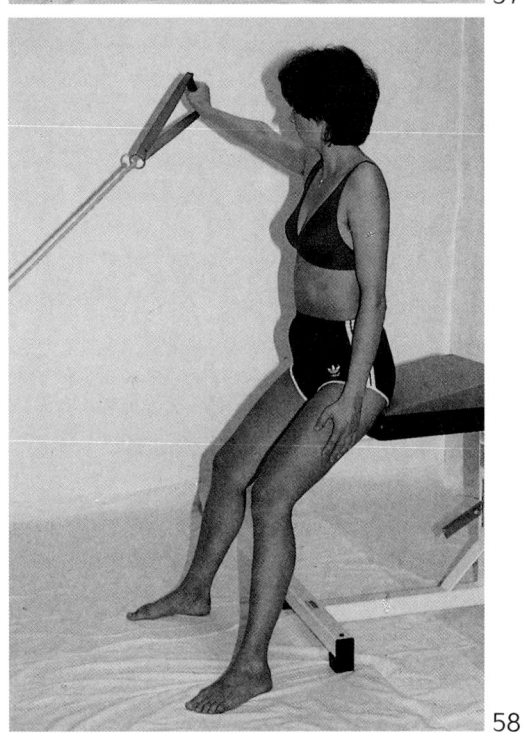

57

56

58

73

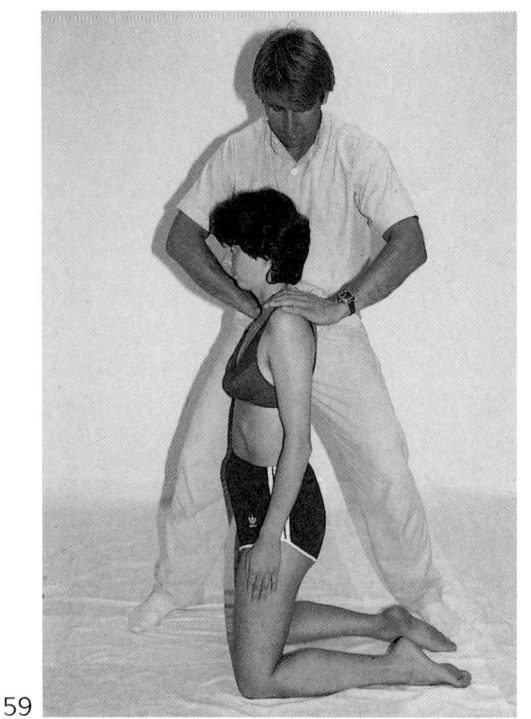

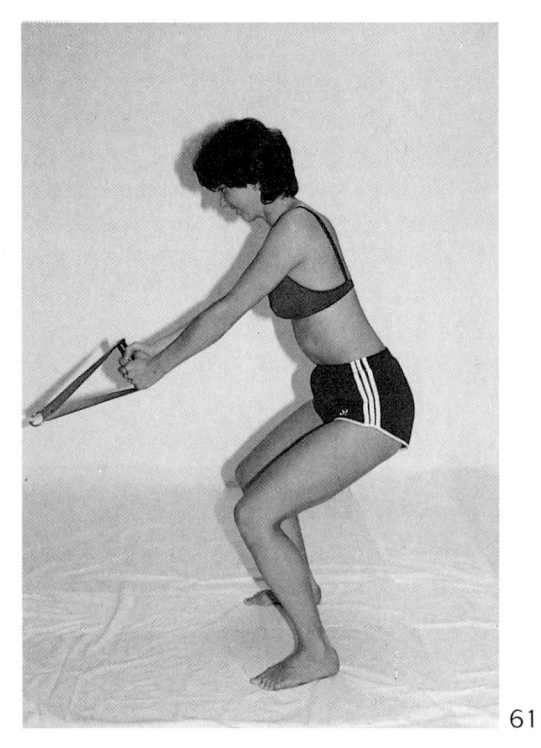

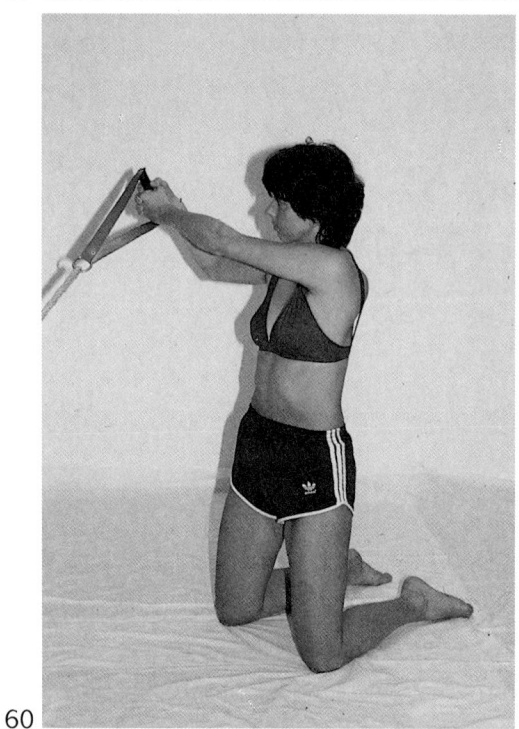

Abbildung 59. Kniestand:
Der Therapeut gibt dem Oberkörper des Patienten isometrischen Widerstand in alle Richtungen.

Abbildung 60. Gleiche Ausgangsposition im Kniestand, dabei mit gebeugten oder gestreckten Armen Gewichte am Rollenzuggerät in verschiedene Richtungen heben bzw. ziehen. Stabile LWS beachten.

Abbildungen 61 und 62. Stand:
Gesicht frontal zum Zugapparat. Der Patient steht in leichter Kniebeugung, Arme gestreckt. Aus dieser Stellung Knie strecken und Arme zum Thorax ziehen.

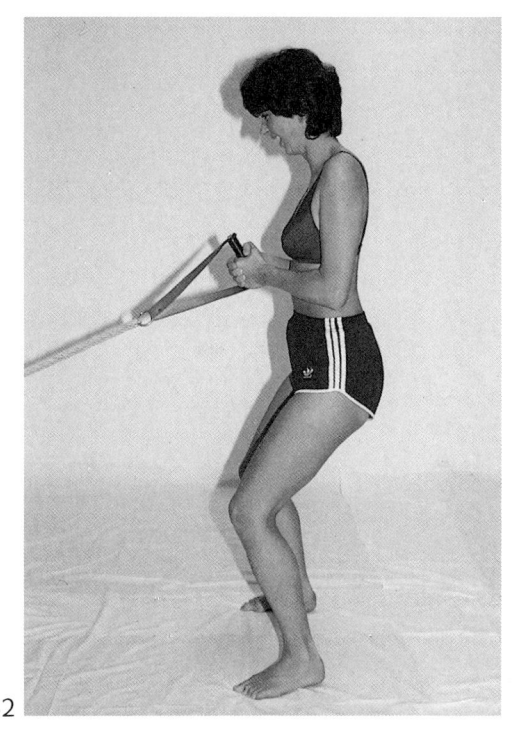

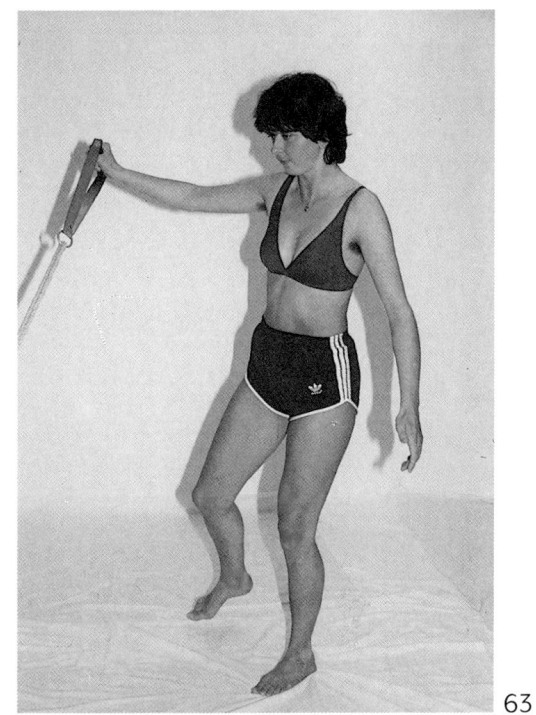

Abbildung 63. Stand:
In dieser Stellung isometrische Widerstandsgebung am Oberkörper des Patienten. Als Variante aus der Stellung heraus mit gebeugten oder gestreckten Armen Gewichte in verschiedene Richtungen ziehen oder heben. Als weitere Variante Stand seitlich oder frontal zum Zugapparat, hierbei einarmig in verschiedene Richtungen Gewichte ziehen. Als Erschwernis die gleiche Übung auch im Einbeinstand durchführen.

Abbildung 64. Stand:
(mit dem Rücken zum Gerät):
Mit beiden oder einem Arm Gewicht nach vorne ziehen. Ausführung in unterschiedlichen Schrittstellungen oder im Einbeinstand, jeweils stabile LWS beachten.

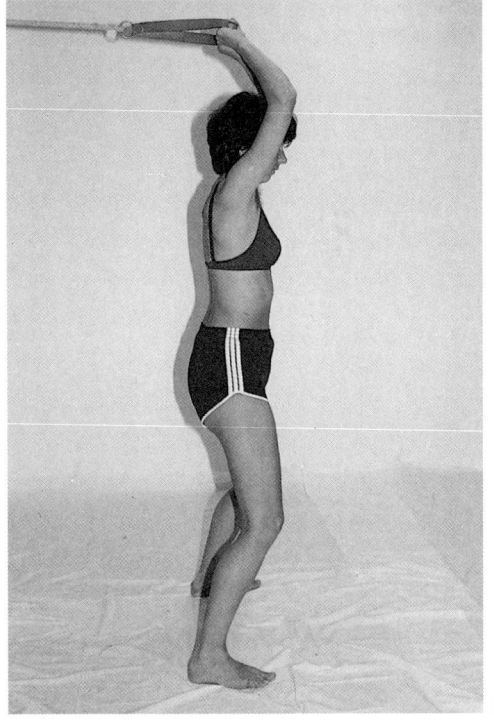

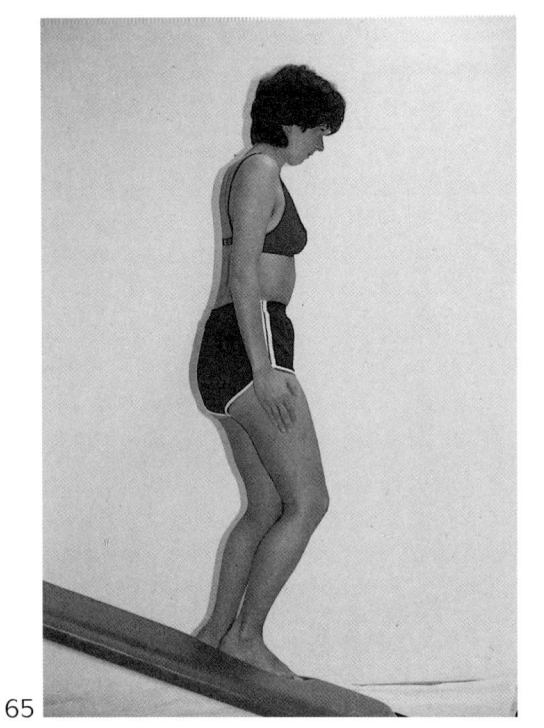

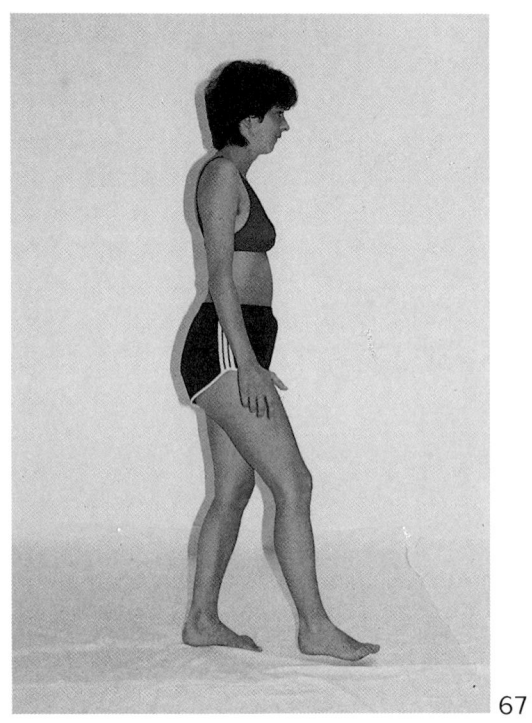

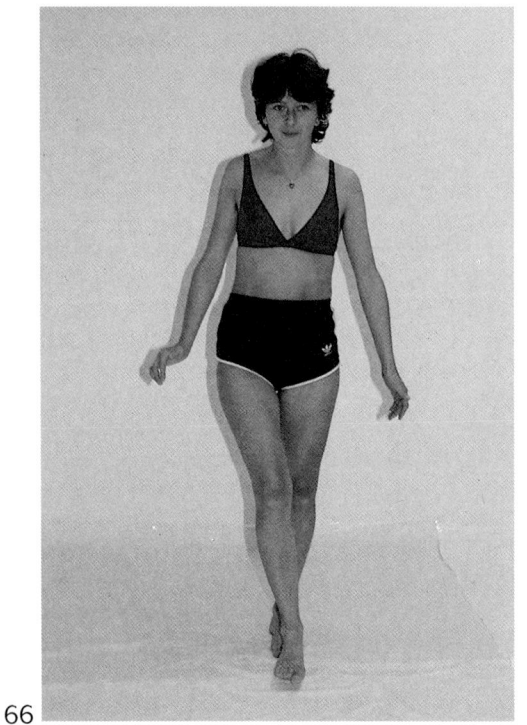

Abbildung 65. Mit einem Bein auf einer vorgelagerten Stufe oder dem Schrägbrett stehen (frontal oder seitlich) und Kniebeuge durchführen. Dabei Bauch-, Rücken- und Gesäßmuskeln anspannen und das Becken waagerecht halten. Nicht zu tief beugen, um Flexion der unteren LWS zu verhindern.

Abbildungen 66 und 67. Einbeinstand:
Leichte Beugung im Standbein, das freie Bein wird vor- und zurückgeschwungen bzw. vor oder hinter dem Standbein seitlich bewegt. Die LWS muß dabei stabil und das Becken waagerecht bleiben.

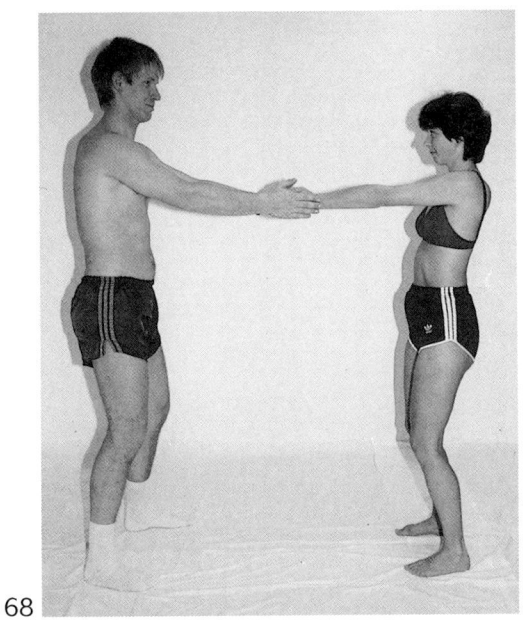

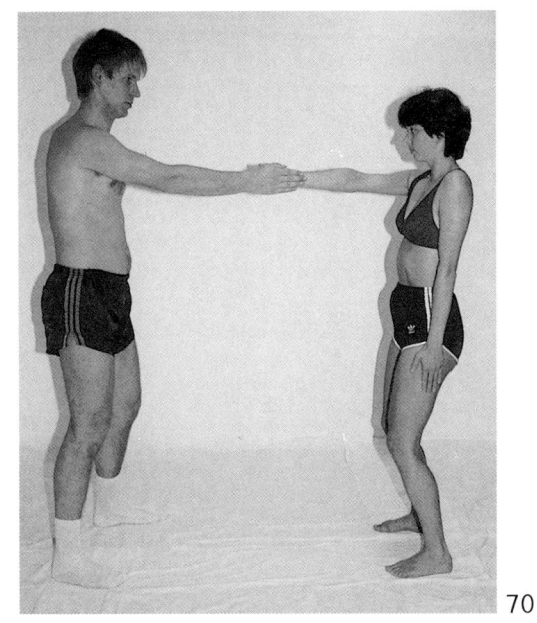

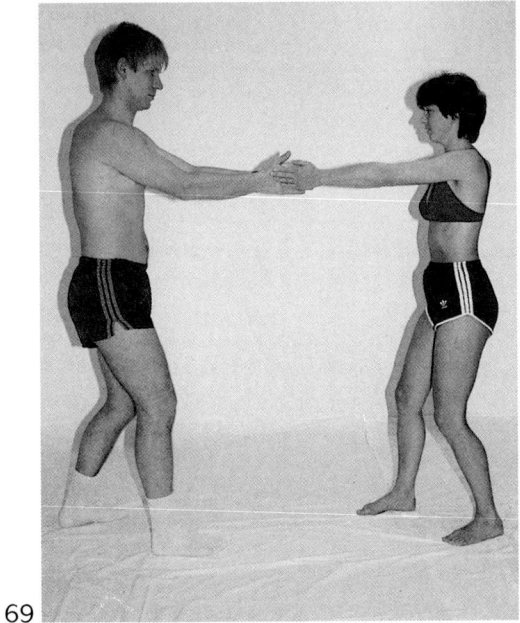

Abbildungen 68, 69, 70. Partnerübung im Stand: Leichte Grätschstellung, leichte Kniebeugung. Die Partner drücken mit ihren aneinandergelegten Händen Handrücken gegen Handrücken bei gestreckten Armen. Die Partner können aber auch mit einer Hand Handfläche gegen Handfläche drücken.

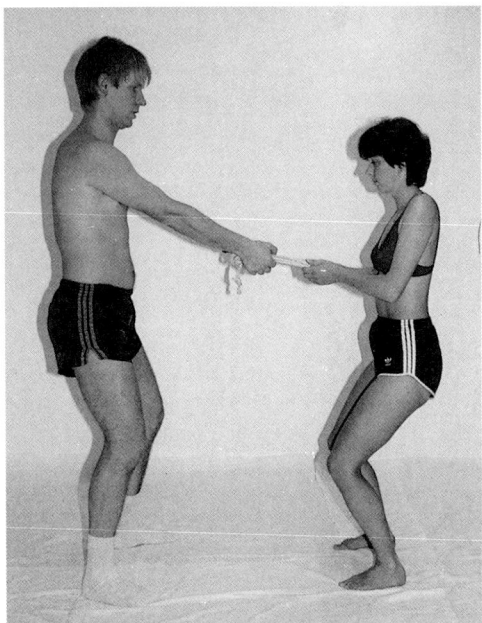

Abbildung 71. Ausgangsstellung wie vorher. Beide Partner fassen ein Seil. Der eine Partner zieht das Seil weg gegen den Widerstand des anderen. Die LWS bei beiden muß dabei stabil bleiben. Mit beiden oder mit einem Arm arbeiten.

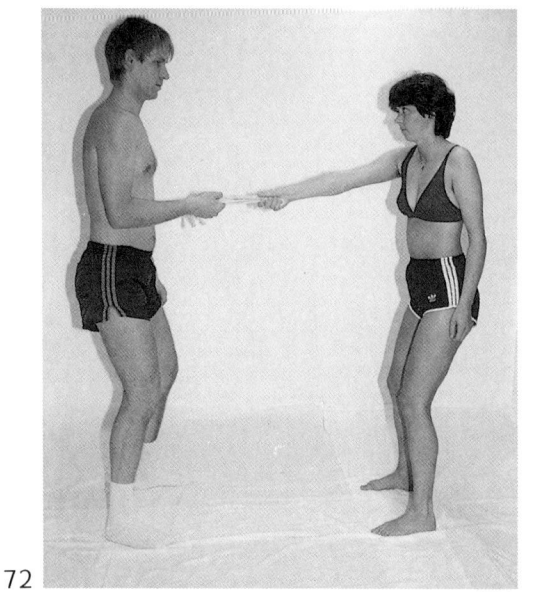

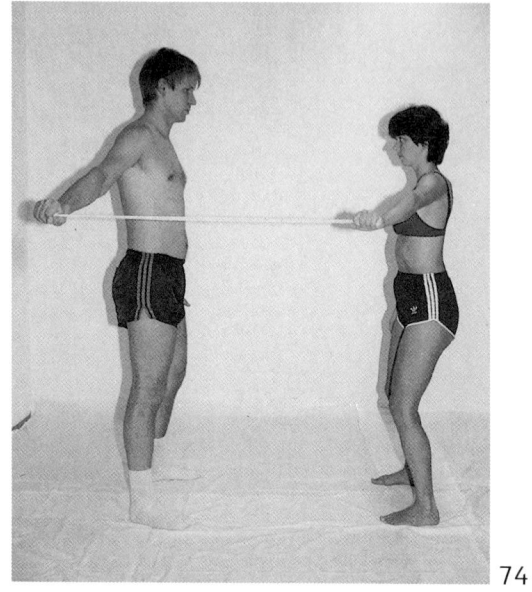

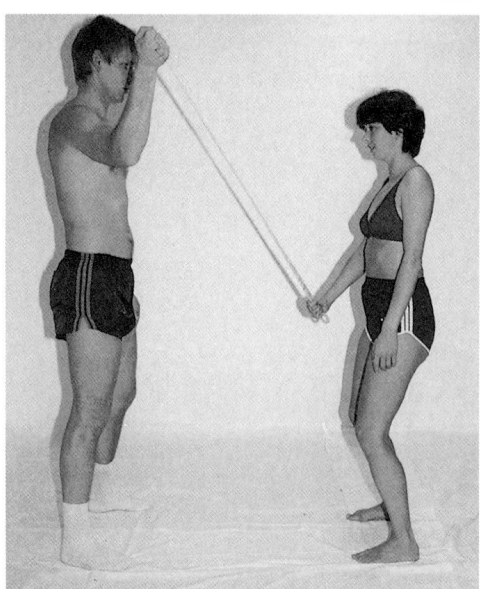

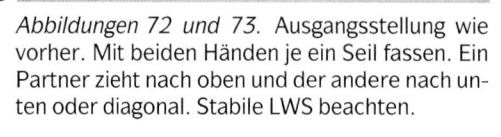

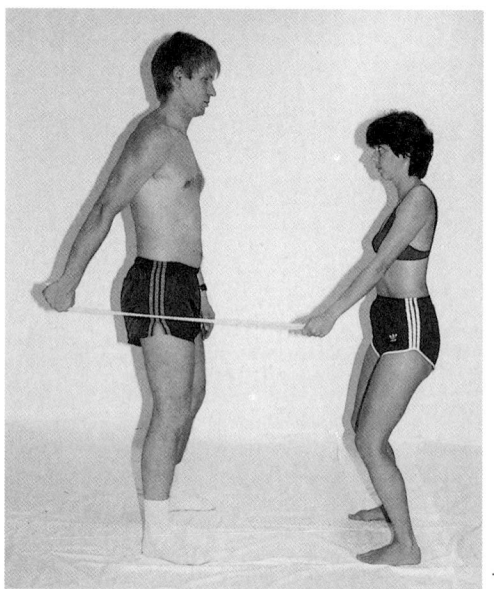

Abbildungen 72 und 73. Ausgangsstellung wie vorher. Mit beiden Händen je ein Seil fassen. Ein Partner zieht nach oben und der andere nach unten oder diagonal. Stabile LWS beachten.

Abbildungen 74 und 75. Ausgangsstellung wie vorher. Beide Partner halten das Seil in gleicher Höhe, ein Partner zieht gegen den Widerstand des anderen Partners das Seil nach hinten und umgekehrt (Sägebewegung). Stabile LWS beachten.

Abbildungen 76 und 77. Ein Partner steht im Kniestand und der andere steht in leichter Grätschstellung wie vorher. Beide Partner halten das Seil, einer mit gestrecktem Arm und der andere mit gebeugten Armen. Beide geben einander einen gleichmäßigen Widerstand. Stabile LWS beachten.

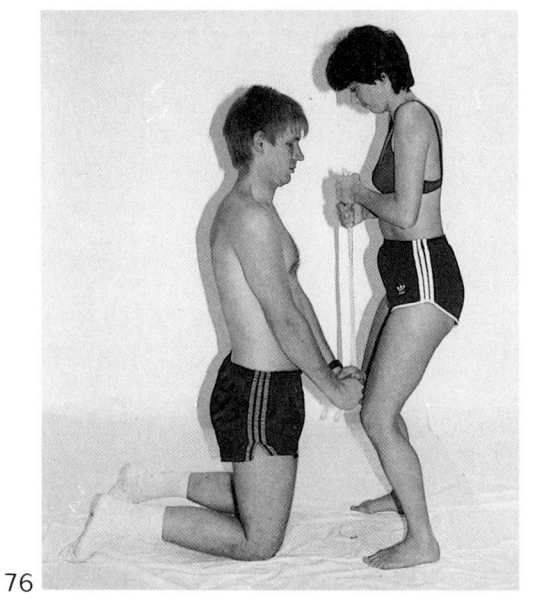

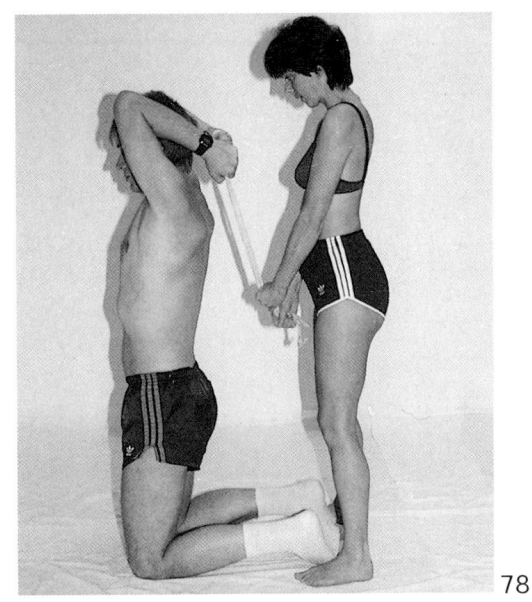

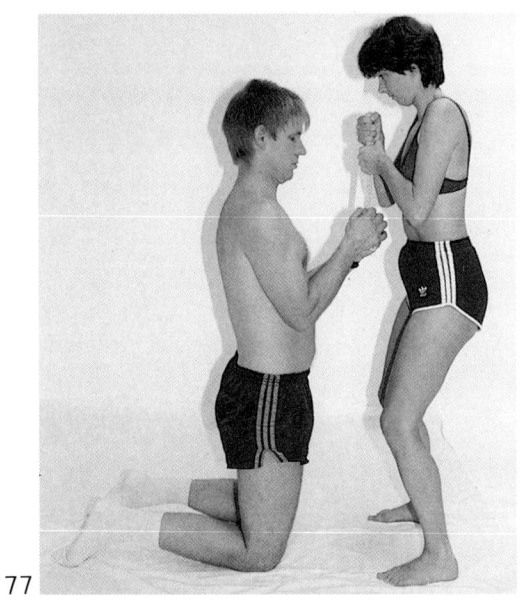

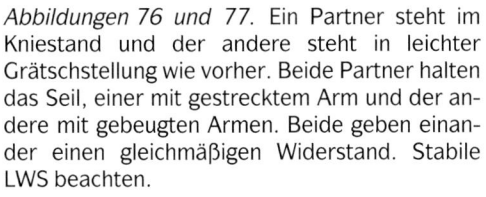

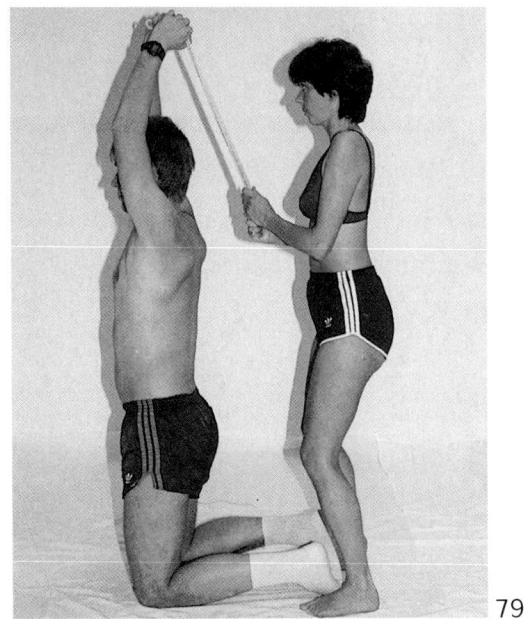

Abbildungen 78 und 79. Dieselbe Ausgangsstellung wie vorher, aber der eine Partner steht jetzt mit dem Rücken zum anderen. Der eine hält ein Seil mit gebeugten Armen im Nacken, der andere hält es mit gestreckten Armen vor sein Becken. Nun werden im Wechsel die Arme gegen Widerstand leicht gebeugt und gestreckt. Stabile LWS beachten.

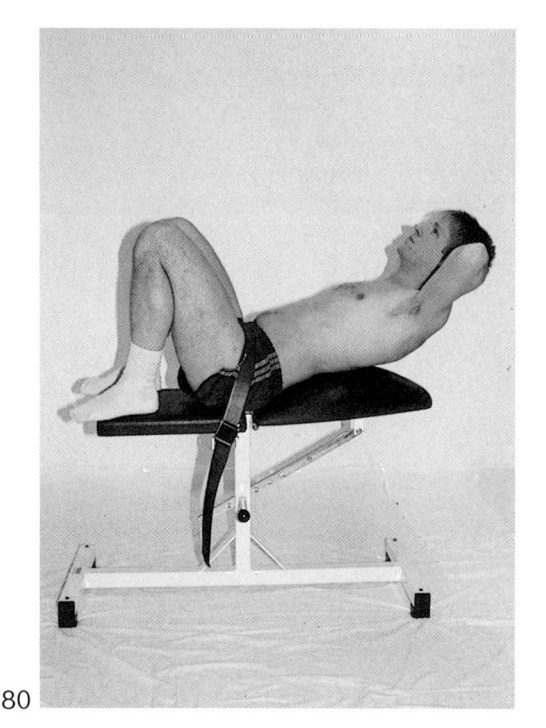

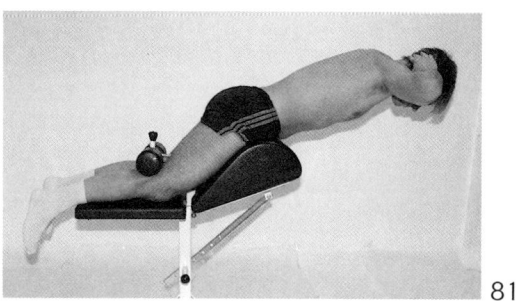

Abbildung 80. Rückenlage:
Gebeugte Beine. Oberkörper in Richtung Zimmerdecke abheben, wobei die LWS auf der Unterlage liegenbleiben muß. Das Becken ist mit einem Gurt fixiert.

Abbildung 81. Bauchlage:
Den Oberkörper so weit hochheben, bis die Wirbelsäule in Neutralstellung ist. Die weitere Bewegung erfolgt dann um eine Achse, welche durch die Hüftgelenke geht.

Anmerkung und Ergänzung:

Wie bereits im Haupttext des Buches beschrieben wurde, ist bei vielen Patienten sehr frühzeitig eine Muskelverkürzung einzelner Muskeln oder Muskelgruppen festzustellen. Die Notwendigkeit, diese Muskeln vor einer Aktivierung zu dehnen, ist hinlänglich bekannt. Insbesondere *Evjenth* und *Hamberg* (11) haben auf die Notwendigkeit und die Technik ausführlich hingewiesen. Auf eine Wiedergabe der einzelnen Techniken wird in diesem Rahmen verzichtet, ich verweise auf die entsprechenden Lehrbücher der oben genannten Autoren.

Es wird aber häufig nützlich sein, wenn man den Rückenpatienten einige Dehnungsübungen beibringt, die sie *selbständig* durchführen können. Für die hauptsächlich betroffenen Muskelgruppen werde ich im folgenden einige entsprechende Dehnungstechniken beschreiben.

Selbsttätiges Dehnen der Extremitätenmuskulatur: (nach dem *Kaltenborn-Evjenth*-Konzept)

Grundregeln:

Wie:
a) Die beschriebene Dehnstellung einnehmen und dort, wo es kräftig zieht, 20–30 Sekunden verweilen.
b) Für Fortgeschrittene – postisometrisch, das heißt den Muskel gegen Widerstand (Boden oder ähnliches) ohne Gelenkbewegung ca. 7 Sekunden anspannen – locker lassen – und in die gewünschte Richtung soweit wie möglich weiterdehnen – mindestens 7 Sekunden bis mehrere Minuten dort bleiben – wieder ohne Gelenkbewegung anspannen etc. Etwa dreimal wiederholen.

Wie lange:
Bis der Muskel deutlich mehr Bewegung in die gewünschte Richtung zuläßt.

Wann nicht:
Wenn außer dem erwünschten Ziehen im beschriebenen Muskel, welches nicht immer angenehm ist, Schmerzen in einem oder mehreren Gelenken oder in der LWS auftreten!

Die folgenden Übungen beschreiben jeweils die Ausgangsstellung (AGST) und die Ausführung (AUSF) für die Dehnung einer Extremität. Natürlich sollen immer beide Seiten (rechter und linker Arm, rechtes und linkes Bein etc.) nacheinander gedehnt werden. WST steht für Widerstand und gibt für die Ausführung b) die Richtung an, in die der Widerstand zu geben ist. Unter Anmerkung (ANM) wird die Stelle beschrieben, wo bei Verkürzung ein ziehender Schmerz zu spüren ist.

M. iliopsoas

Rechtes Bein wird gedehnt!
AGST:
Einbeinstand; Knie mit Kissen oder ähnliches unterlagert.
Linkes Bein im Knie leicht gebeugt vorstellen.
Rechten Fuß soweit wie möglich nach rechts außen legen.
AUSF:
Bauch und Gesäß spannen, um ein Hohlkreuz zu vermeiden. Die linke Ferse in den Boden drücken und den Oberkörper mit Hilfe des linken Beines nach vorne ziehen.
WST:
Knie nach vorne in den Boden drücken – locker lassen – dehnen etc.
ANM:
Bei Verkürzung dieses Muskels ist ein ziehender Schmerz im Bereich der Leiste und etwas unterhalb zu spüren.

Langer Kniestrecker (M. rectus femoris)

Rechtes Bein wird gedehnt!
AGST:
Einbeinkniestand; Knie mit Kissen oder Ähnlichem unterlagern. Linkes Bein im Knie leicht gebeugt vorstellen.
Die rechte Hand greift die rechte Fessel.

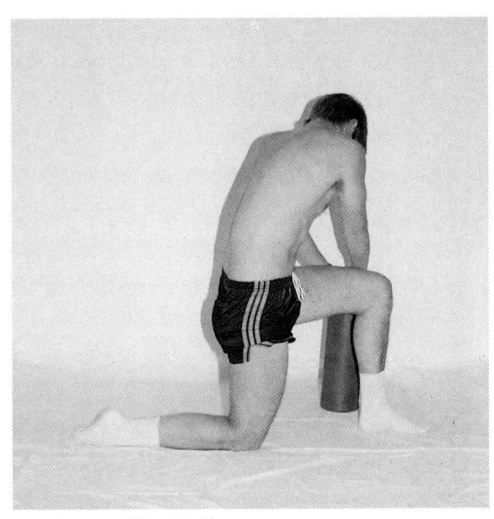

Abbildung 82. M. iliopsoas.

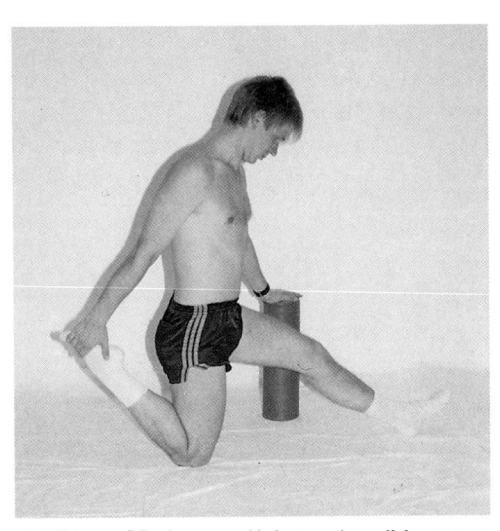

Abbildung 83. Langer Kniestrecker (M. rectus femoris).

81

AUSF:
Ferse zum Gesäß ziehen, Bauch und Gesäß spannen, um ein Hohlkreuz zu vermeiden. Die linke Ferse in den Boden drücken und den Oberkörper mit Hilfe des linken Beines nach vorne ziehen.
WST:
Fessel in die Hand drücken – locker lassen – dehnen etc.
ANM:
Bei Verkürzung dieses Muskels ist ein ziehender Schmerz im Bereich der Leiste und der Oberschenkelvorderseite zu spüren.

Ischiocrurale Muskelgruppe

Linkes Bein wird gedehnt!
AGST:
Einbeinkniestand; Oberkörper aufrecht. Linkes Bein soweit nach vorne schieben, bis es zieht und das Becken auf der linken Seite nach vorne drehen will.
AUSF:
Gesäß des linken Beines nach hinten unten ziehen, als wollte man sich auf die rechte Ferse zurücksetzen. Die linke Ferse darf dabei nicht zurückrutschen und der Oberkörper muß aufrecht bleiben, das heißt ein leichtes Hohlkreuz sollte man beibehalten.

WST:
Ferse in den Boden drücken – locker lassen – dehnen etc.
ANM:
Bei Verkürzung dieses Muskels ist ein ziehender Schmerz im Bereich der gesamten Oberschenkelrückseite von der Kniekehle bis unters Gesäß zu spüren.

M. tensor fasciae latae

Linkes Bein wird gedehnt!
AGST:
a) Einbeinkniestand. Die rechte Hüfte ist leicht gestreckt; der Oberkörper aufrecht. Den linken Fuß so weit wie möglich nach rechts auf den Außenknöchel legen. Das linke Bein ist gestreckt und zeigt nach rechts vorne
b) Maximale Dehnung: die rechte Hand faßt den linken Fuß und zieht ihn nach seitlich vorne, in Richtung rechte Hüfte.

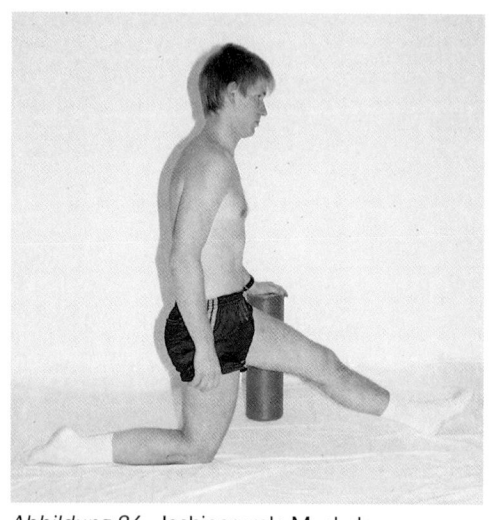

Abbildung 84. Ischiocrurale Muskelgruppe.

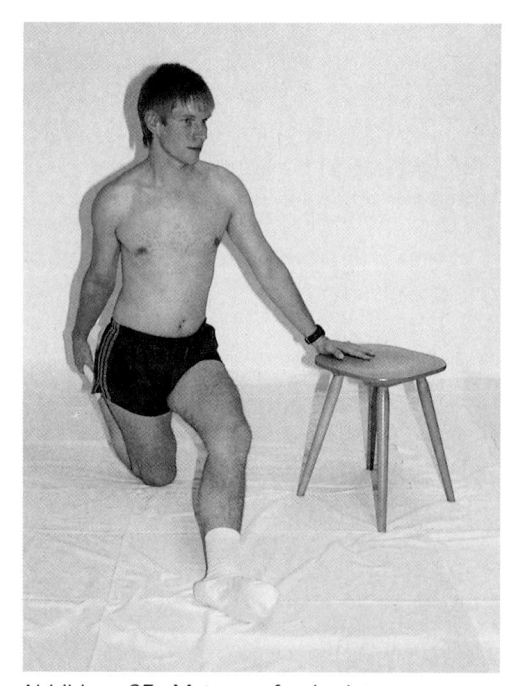

Abbildung 85. M. tensor fasciae latae.

AUSF:
Das Becken auf der rechten Seite absinken lassen und bis es zieht nach links schieben. Dabei mit der rechten Hand Umfassen des rechten Fußes und Beugen im rechten Knie. Der Oberkörper bleibt dabei gerade.
WST:
Knie auf den Boden nach links drücken — locker lassen — dehnen etc.
ANM:
Bei Verkürzung dieses Muskels ist ein ziehender Schmerz im Bereich der linken Hüfte und linken Oberschenkelseite zu spüren.

Anschrift des Verfassers:
Lasse Thue, Krankengymnast
Sentralstasjonen
Fysikalske Institutt a.s.
Jernbanetorget 1
N-0 154 Oslo 1

Nachbehandlung der lumbalen Nucleotomie aus der Sicht der Funktionellen Bewegungslehre nach *Klein-Vogelbach*
(*von Tarzisius Eichenlaub*)

Einführung

Die Funktionelle Bewegungslehre nach *Klein-Vogelbach* (FBL) entstand aus der Praxis für die Praxis. Frau *Klein-Vogelbach* entwickelte ein lernbares Verfahren, welches es dem Therapeuten ermöglicht, eine genaue Analyse der Haltung und der Bewegungsabläufe der Patienten durchzuführen. Mit Hilfe des funktionellen Status kann der Behandler diese Analyse und eine genaue Planung seiner Therapie durchführen. Er wird dadurch in die Lage versetzt, mit dem Patienten genau auf sein Problem abgestimmte Übungen zu erarbeiten.
Natürliche Bewegung wird als schön empfunden. Frau *Klein-Vogelbach* suchte den Grund, warum Bewegung bei manchen Menschen als unschön empfunden wird. Natürliche Bewegung ist ökonomisch und läuft automatisch ab. Die Bewegungen unserer Patienten haben das Merkmal verloren, ökonomisch zu sein und wirken daher oft unnatürlich.
Auch Fehlbewegungen können automatisch werden. Ihnen fehlt aber das Merkmal natürlicher Bewegung. Sie sind nicht ökonomisch.

> Eine Bewegung ist ökonomisch, wenn ihr Erfolg und ihre Leistung bei minimalem Kraftaufwand und Materialverschleiß maximal sind (*Klein-Vogelbach*).

Ziel der Behandlung in der FBL ist es, dieses natürliche, ökonomische Bewegungsverhalten soweit wie möglich wiederherzustellen.

Statik der Wirbelsäule

Im aufrechten Stand und Sitz stehen die Körperabschnitte (KA) Becken, Brustkorb und Kopf übereinander. Die Längsachsen dieser Körperabschnitte bilden dann die funktionelle Körperlängsachse (KLA). In der funktionellen Bewegungslehre sprechen wir nur dann von der Körperlängsachse, wenn die oben genannte Körperachse in die Symmetrieebene und die mittlere Frontalebene eingeordnet sind. Die Wirbelsäule befindet sich dann im Bezug auf alle Bewegungskomponenten (Flexion, Extension, Lateralflexion rechts-konkav/links-konkav, positive und negative Rotation[1]) in ihrer Nullstellung. Die Gewichte der Körperabschnitte Becken, Brustkorb und Kopf sind in bezug auf die Flexions-Extensionsachse der Lendenwirbelsäule gleichmäßig auf vorne und hinten verteilt. Die Wirbelsäule befindet sich jetzt im Aktivitätszustand der »ökonomischen Aktivität«, was bedeutet, daß die Muskulatur der Wirbelsäule gerade so viel aktiviert wird, wie nötig ist, um die aufrechte Haltung zu gewährleisten.

Der Körperabschnitt Becken, zu dem die Funktionelle Bewegungslehre das knöcherne Becken und die fünf Lendenwirbel zählt, ist »potentiell beweglich« in den Hüftgelenken und in der Lendenwirbelsäule. In der Funktionellen Bewegungslehre verstehen wir unter »potentieller Beweglichkeit« die Reaktionsbereitschaft der Muskulatur, auf Veränderungen der Gleichgewichtslage des Körpers zu antworten. Hierbei sind die Gewichte in bezug auf das jeweilige Gelenk und die entsprechende Bewegungsachse gleichmäßig verteilt. Es besteht keine persistierende, fallverhindernde Muskelaktivität. Bezogen auf den Körperabschnitt Bek-

---

[1] In der Funktionellen Bewegungslehre wird die Rechtsrotation als positive, die Linksrotation als negative Rotation definiert. (Anmerkung des Autors)

ken bedeutet dies einen sehr niedrigen Grad der Aktivierung für die Bauch- und Rückenmuskulatur.

Der Körperabschnitt Brustkorb ist extensorisch stabilisiert. Unter Stabilisation versteht die Funktionelle Bewegungslehre die muskuläre Fixierung eines Gelenkes oder Körperabschnittes, z.B. die extensorische Stabilisierung der Brustwirbelsäule als Antwort auf das Mehr an Gewicht ventral der Flexions-Extensionsachse der Brustwirbelsäule. Der Tonus der Muskulatur der Brustwirbelsäule ändert sich jedoch bei Vor- und Rückneigung der Körperlängsachse und auch etwas durch die Atembewegung des Thorax. Wir sprechen deshalb hier von »dynamischer Stabilisation«, worunter wir die Änderung des Muskeltonus bei Lageveränderung im Raum ohne Bewegungsausschlag im Gelenk verstehen. Der Schultergürtel ruht auf dem Brustkorb (ist »parkiert«), was heißt, daß sein Gewicht auf dem Brustkorb aufliegt und nicht von der Nackenmuskulatur gehalten werden muß.

Der Körperabschnitt Kopf, zu dem funktionell die Halswirbelsäule zählt, ist ebenfalls potentiell beweglich, da der Kopf auf Veränderungen seines Unterbaues sehr differenziert reagieren können muß, um die Verbindungslinie der Augen horizontal zu halten. Um potentiell beweglich zu sein, benötigt der Kopf den stabilisierten Brustkorb als festen Unterbau.

Sind die Körperabschnitte Becken, Brustkorb und Kopf nicht in die Körperlängsachse eingeordnet, zieht dies einerseits eine vermehrte Belastung der Muskulatur nach sich, die ein Abrutschen der gegeneinander verschobenen Gewichte verhindern muß (z.B. vermehrte Spannung der Nacken- und lumbalen Rückenmuskulatur bei zu weit vorne stehendem Kopf). Andererseits werden bei nicht eingeordneter Körperlängsachse auch die passiven Strukturen, nämlich die Wirbelgelenke, die Bandscheiben und der Bandapparat, überlastet, da das auf die Strukturen einwirkende Gewicht der darüberstehenden Abschnitte immer eine Schubtendenz nach unten bewirkt und dieser Schub nicht vollständig von der Muskulatur aufgefangen werden kann.

Findet sich eine ständig zu hohe Muskelaktivität, führt dies zu ischämischen Muskelschmerzen; ist die Muskelaktivität zu niedrig, führt dies zu verstärkter Belastung der passiven Strukturen, z.B. der Bandscheiben oder der Bänder bei langem Sitzen mit kyphosiertem Rücken.

Gang

Eine vollständige Darstellung der Ganganalyse würde den Rahmen dieser Abhandlung sprengen. Es soll daher hier nur auf einige wenige Kriterien des normalen Ganges hingewiesen werden.

Alle Distanzpunkte des Körpers bewegen sich in bezug auf die Kontaktstelle des Standbeines mit dem Boden in die Bewegungsrichtung (beim Gehen nach vorne). Hierbei können sich sehr wohl einzelne Distanzpunkte innerhalb des Körpers in bezug auf andere Punkte des Körpers nach hinten bewegen. Bewegen sich Distanzpunkte in bezug auf die Kontaktstelle des Standbeines mit dem Boden nach hinten, sprechen wir von einem Hinkmechanismus. Bei vielen Patienten mit einer Coxarthrose bewegt sich beispielsweise der Trochanter major des Standbeines nach hinten/unten, anstatt nach vorne.

Die normale Spurbreite beim Gehen entspricht annähernd dem Abstand der Hüftgelenke. Eine breitere Spur würde eine deutliche Gewichtsverlagerung nach rechts oder links erfordern, was eine vermehrte Belastung der passiven Strukturen der Wirbelsäule bedeuten würde. Die vermehrte Belastung entsteht durch eine Translation des Körperabschnittes Brustkorb bzw. einer Lateralflexion.

Die Abrollung der Füße erfolgt über die funktionelle Fußlängsachse (Verbindungslinie zwischen Tuberculum tuberis calcanei laterale und dem Großzehengrundgelenk). Beide virtuelle Fußlängsachsen verlaufen parallel zueinander.

Der Körperabschnitt Becken leitet die räumlich ausgreifende Bewegung der Beine gedämpft an den Körperabschnitt Brustkorb weiter. Dabei bewegt sich das Becken im Hüftgelenk des Standbeines je nach Konstitution des Patienten entweder ab- oder adduktorisch, innenrotatorisch und extensorisch, in der Lendenwirbelsäule wenig flexorisch/extensorisch, rechts/linkslateralflexorisch und positiv/negativ rotatorisch. Das Hüftgelenk des Spielbeines bewegt sich in Flexion, Außenrotation und geringfügig in Ab- oder Adduktion.

Der Körperabschnitt Brustkorb bleibt in der Körperlängsachse eingeordnet und damit dynamisch stabilisiert. Der Körperabschnitt Kopf bleibt potentiell beweglich. Der Armpendel erfolgt reaktiv auf die Schritte der Beine und auf die Rotation des Beckens im unteren Rotationsniveau am Übergang der Lendenwirbelsäule zur Brustwirbelsäule. Insgesamt bleibt die funktionelle Körperlängsachse dabei erhalten. Das ökonomische Gangtempo, bei dem sich mit möglichst geringem Kraftaufwand der größtmögliche Weggewinn erzielen läßt, liegt bei annähernd 120 Schritten pro Minute.

Behandlung

Neben Atemtherapie, Thromboseprophylaxe und dem Drehen und Hinsetzen in »en bloc«Technik muß der Patient bereits in den ersten postoperativen Tagen lernen, in Rückenlage die Körperabschnitte Becken, Brustkorb und Kopf in die Körperlängsachse einzuordnen. Die erlernte Einordnung in die Körperlängsachse ist Voraussetzung für die weitere Behandlung.

Je nach durchgeführter Operationstechnik kann schon ab dem zweiten postoperativen Tag mit der »hubfreien Mobilisation« in Lateralflexion begonnen werden. Darf der Patient sich auf die Seite drehen, wird mit der hubfreien Mobilisation in Flexion und Extension der Lendenwirbelsäule begonnen.

Unter dem Begriff »hubfreie Mobilisation« versteht man in der Terminologie der Funktionellen Bewegungslehre das Wiedererlernen verlorengegangener Bewegungsmuster (hier Lateralflexion und Flexion/Extension der Lendenwirbelsäule) unter Ausschaltung der Schwerkraft. In der Praxis bedeutet es für den Patienten, mit minimalem Kraftaufwand und ohne daß Gewichte gebremst oder gehoben werden müssen, differenzierte Bewegungen durchzuführen. Bei der hubfreien Mobilisation werden die langen Rückenmuskeln praktisch nicht in Anspruch genommen, hingegen aber die monosegmentalen Rückenmuskeln, welche die Feineinstellung der Wirbelkörper zueinander regulieren. Bei den hubfreien Mobilisationen sollen keine maximalen Bewegungsausschläge erzielt werden. Der Patient soll lernen, sich ökonomisch zu bewegen.

Darf der Patient aufstehen, soll er als erstes lernen, auch in der vertikalen Stellung seine Körperachsen Becken, Brustkorb und Kopf in die Körperlängsachse einzuordnen und diese bei Vor- und Rückneigung der Körperlängsachse auch eingeordnet zu lassen. Die dazugehörige Übung nennt man das »Klötzlispiel«. Dazu sitzt der Patient zunächst auf der Bettkante oder auf der Kante der Behandlungsliege, die aber so hoch ist, daß die Hüftgelenke nur in etwa 60° Flexion abgewinkelt werden. Diese Stellung erleichtert anfangs die Einordnung vor allem des Körperabschnitts Becken in die Körperlängsachse. In dieser Position ist die Belastung der Lendenwirbelsäule etwa mit der Belastung im Stand vergleichbar. Die jetzt langsam sich steigernde Vor- und Rücknei-

gung bei dieser Übung ist eine sehr gute Vorbereitung auf das Bücktraining.
In der gleichen Sitzposition wie oben beschrieben, wird die hubfreie Mobilisation in Rotation durchgeführt.

a) Rotation des Beckens im unteren Rotationsniveau,
b) Rotation des Brustkorbes im unteren Rotationsniveau.

Die hubfreie Mobilisation in Rotation sollte schon früh erfolgen, spätestens, wenn der Patient in der postoperativen Phase erstmals geht, da Gehen ohne Rotation des Beckens im unteren Rotationsniveau unökonomisch ist. Die Rotation des Beckens beim Gehen ist »hubfrei«.
Der nächste Schritt in Richtung Belastung der Wirbelsäule ist die »hubarme Mobilisation«, bei der geringe Gewichte gegen die Schwerkraft gehoben oder gebremst werden. Im Übungsteil werden als Beispiel für hubarmes Bewegen die Übungen Hula-Hula rechts/links und Hula-Hula vorwärts/rückwärts vorgestellt.
Die auf die Wirbelsäule einwirkende Stauchung beim Gehen kann etwa ab der 3. postoperativen Woche auf dem Pezziball nachgeahmt werden. Diese Stauchungsimpulse wirken als Stimuli für die aufrechte Haltung. Der Pezziball mildert durch seine Eigenelastizität die auf die Wirbelsäule einwirkende Stauchung.
Parallel zu den o.g. Übungen muß der Patient lernen, sich ökonomisch zu *bücken*. Dazu sollte der Therapeut die Konstitution seines Patienten (hypothetische Norm seiner Längen, Breiten und Tiefen) kennen. Grundsätzlich unterscheiden wir einen horizontalen und einen vertikalen Bücktypus. Hat ein Patient im Verhältnis zu seiner Oberlänge (Trochanter bis Scheitel) eine deutlich größere Unterlänge (Trochanter bis Fußsohle) durch sehr lange Oberschenkel, so sprechen wir von einem horizontalen Bücktypus. Hat er dagegen kurze Oberschenkel und eine große Oberlänge, sprechen wir von einem vertikalen Bücktypus.
Beim Bücken kommt es darauf an, die Gewichte des Körpers bei stabilisierter Körperlängsachse über der Unterstützungsfläche der Füße so zu verteilen, daß eine unökonomische Belastung von Knie- und Hüftgelenken ebenso wie der Wirbelsäule vermieden wird.
Beim Gang ist auf die Spurbreite, das Gangtempo, die Abrollung der Füße, den Aufprall der Ferse, den Armpendel und die Stellung der Wirbelsäule zu achten.

Übungen

Im folgenden werden hier einige Übungen aus der Funktionellen Bewegungslehre jeweils im Grundmodell vorgestellt. Dies kann in diesem Rahmen nur in Kurzform erfolgen, die ausführliche Analyse der Übungen entnehmen Sie bitte der am Ende des Beitrages aufgeführten Literaturliste.

Hubfreie Mobilisation

Hierunter verstehen wir das Bewegen von Gewichten in einer horizontalen Ebene um eine vertikal stehende Bewegungsachse. Es werden keine Gewichte gegen die Schwerkraft gehoben oder gebremst. Die Muskelaktivität ist alternierend dynamisch-konzentrisch.

Ziel der hubfreien Mobilisation ist:
– die Gelenke der Wirbelsäule und die Hüftgelenke frei bewegen zu können,
– die Minimalbewegung der Wirbelsäulensegmente mit der dynamischen Stabilisation angrenzender Wirbelsäulenabschnitte zu koordinieren, um die ökonomischen Gleichgewichtsreaktionen der Wirbelsäule wieder in Gang zu bringen,
– die trophischen Bedingungen im Bereich der aktiven und passiven Strukturen der Wirbelsäule zu verbessern,
– die Aktivität der autochthonen Rückenmuskeln zu stimulieren.

Hubfreie Mobilisation in Lateralflexion

Ausgangsstellung:

Rückenlage, Körperabschnitte Becken, Brustkorb und Kopf in die Körperlängsachse eingeordnet, die Längsachsen der Beine sind in die Sagittalebene der Hüftgelenke eingeordnet.

Ausführung:

Die Distanzpunkte der rechten/linken Spina iliaca anterior superior bewegen sich abwechselnd in die Richtung des rechten bzw. linken Ohres. Die Längsachse des Sternums bleibt in die Symmetrieebene eingeordnet. Die Beine rutschen dabei im Wechsel kopf/fußwärts, bleiben aber auf ihrer Unterlage liegen.

Hubfreie Mobilisation in Flexion/Extension

Ausgangsstellung:

Seitlage, Kopf und Taille unterlagert (je nach Konstitution des Patienten), Körperabschnitte Becken, Brustkorb und Kopf in die Körperlängsachse eingeordnet. Die Beine liegen in leichter Flexion der Knie und Hüftgelenke, um die Stabilisierung der Seitlage sowie die flexorische/extensorische Bewegungstoleranz des Beckens in den Hüftgelenken zu gewährleisten.

Ausführung:

Der Distanzpunkt Sacrumspitze bewegt sich flexorisch in der Lendenwirbelsäule und extensorisch in den Hüftgelenken nach ventral/kaudal und extensorisch in der Lendenwirbelsäule und flexorisch in den Hüftgelenken nach dorsal/kranial. Beachte: Der Abstand Nabel – Sternumspitze und Kinn – Incisura jugularis darf dabei nicht verändert werden.

Hubfreie Mobilisation in Rotation

Ausgangsstellung:

Siehe Ausgangsstellung »Klötzlispiel«

Ausführung:

a) Positive/negative Rotation (rechts/links-Rotation) des Beckens im unteren Rotationsniveau: Die Distanzpunkte rechtes und linkes Knie bewegen sich im Wechsel transversal ab/adduktorisch in den Hüftgelenken und positiv/negativ rotatorisch (rechts/links rotatorisch) im unteren Rotationsniveau nach hinten. Das Sternum zeigt dabei immer nach vorne.

b) Positive/negative Rotation (rechts/links-Rotation) des Brustkorbes im unteren Rotationsniveau: Das Sternum bewegt sich nach rechts/links hinten und positiv/negativ rotatorisch (rechts/links rotatorisch) im unteren Rotationsniveau. Die Verbindungslinie der Spinae bleibt dabei frontotransversal. Der Druck unter dem Gesäß verändert sich nicht.

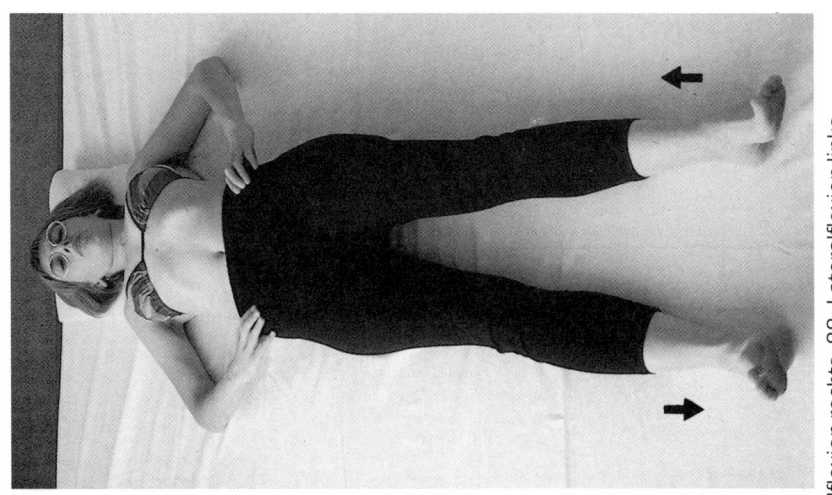

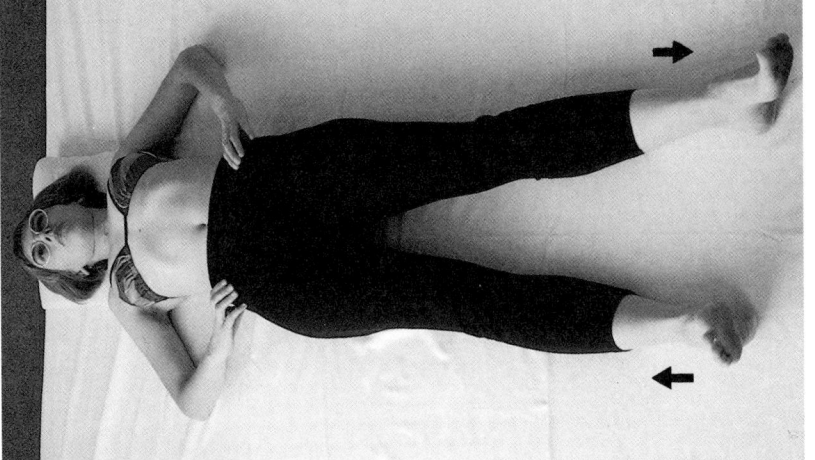

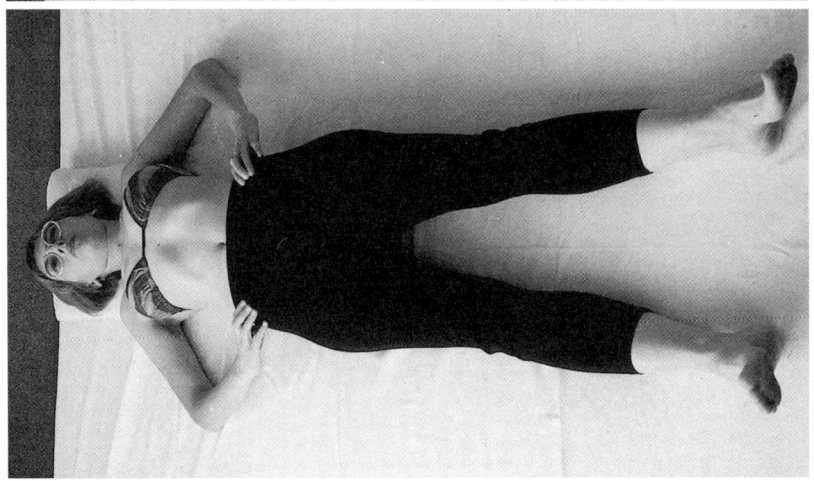

Abbildungen 86–88. Hubfreie Mobilisation in Lateralflexion. 86: Ausgangsstellung, 87: Lateralflexion rechts, 88: Lateralflexion links.

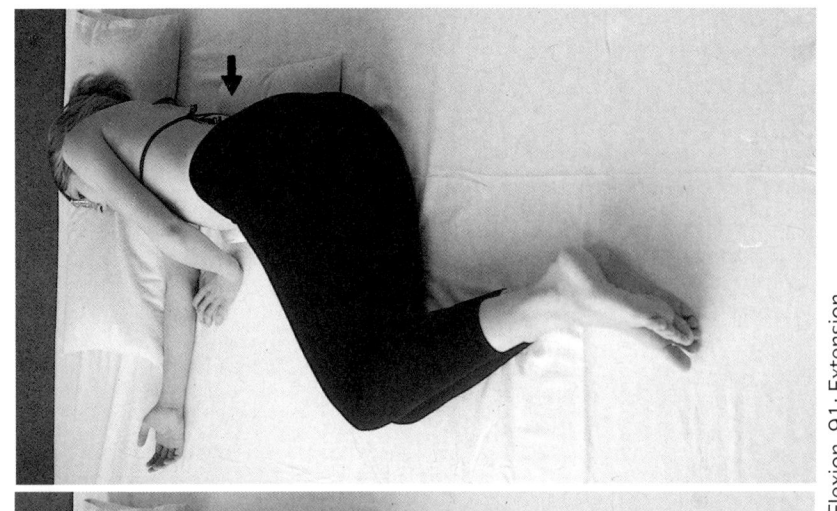

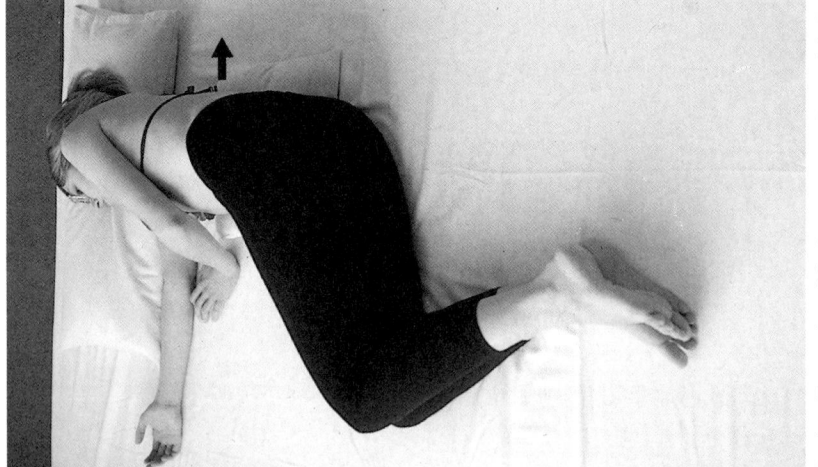

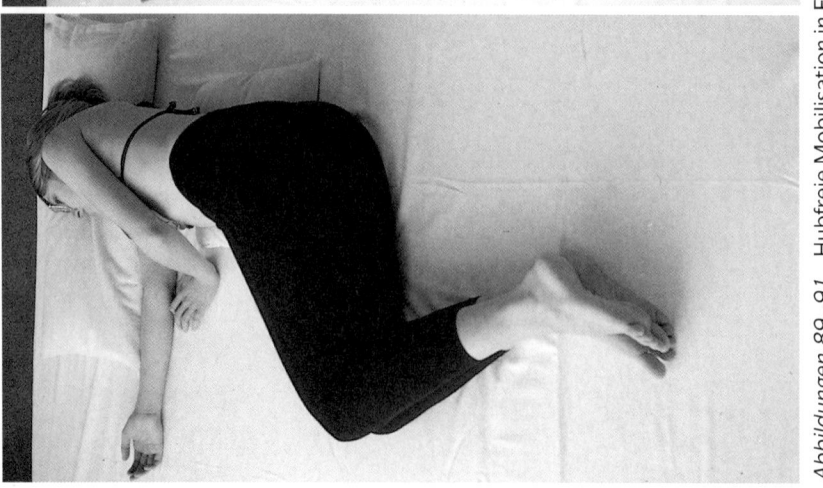

Abbildungen 89–91. Hubfreie Mobilisation in Flexion/Extension. 89: Ausgangsstellung, 90: Flexion, 91: Extension.

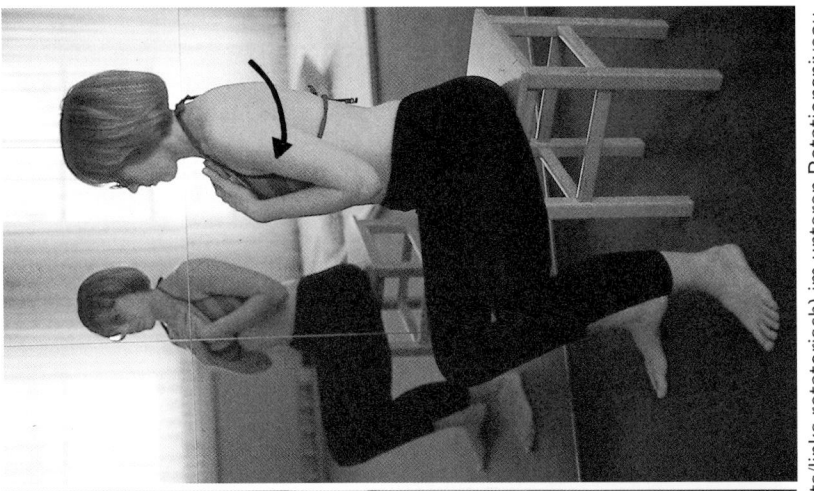

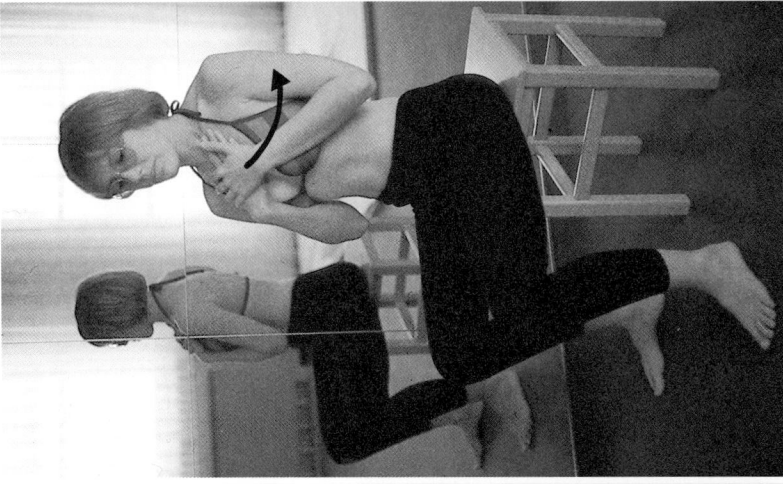

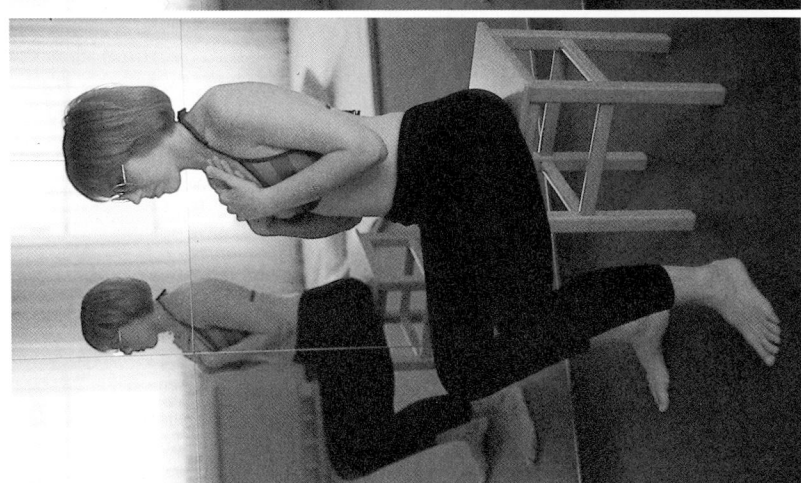

Abbildungen 92–94. Hubfreie Mobilisation des Brustkorbes positiv/negativ rotatorisch (rechts/links rotatorisch) im unteren Rotationsniveau. 92: Ausgangsstellung, 93: Linksrotation des Brustkorbes, 94: Rechtsrotation des Brustkorbes.

Das »Klötzlispiel«

Ausgangsstellung:

Sitz auf der Ecke einer Behandlungsbank oder auf einem hohen Hocker. Die Beine sind in einer bequemen Grätschstellung, die Füße stehen senkrecht unter den Kniegelenken.

Ausführung:

Zunächst muß der Patient mit Hilfe des Therapeuten lernen, die Körperabschnitte Becken, Brustkorb und Kopf in die Körperlängsachse einzuordnen. Als erstes wird die Längsachse des Beckens vertikal eingestellt. Dann muß der Kopf über das Becken eingeordnet werden. Jetzt soll der Patient seinen Bauch nach vorne »plumpsen« lassen. Durch diesen »Plumps« wird die Muskelaktivität auf das notwendige Maß reduziert. Nun müßte, wenn keine ausgeprägten Steifigkeiten der Wirbelsäule bestehen, diese Ausgangsstellung mühelos gehalten werden können.

Aus der eben beschriebenen Ausgangsstellung neigt sich der Patient mit der gesamten Körperlängsachse etwas nach vorne und hinten. Die Einordnung der drei Körperabschnitte in die Körperlängsachse wird aber dabei beibehalten. Bei diesem Vor- und Rückneigen darf nur eine geringe flexorische und extensorische Veränderung der Lendenwirbelsäule stattfinden. Eine Steigerung des Tempos der Vor- und Rückneigung bis hin zum Aufstehen bzw. zum Abheben der Füße erzeugt eine vermehrte Aktivierung der Rumpfmuskulatur.

Hula-Hula rechts/links

Ausgangsstellung:

Sitz auf einem Therapieball (Pezziball), dessen Durchmesser mindestens dem Abstand Kniegelenk/Boden entsprechen soll. Die Körperabschnitte Becken, Brustkorb und Kopf sind in die Körperlängsachse eingeordnet. Die Längsachsen der Oberschenkel stehen sagittotransversal (Knie- und Hüftgelenke haben den gleichen Fußbodenabstand), die Füße stehen unter den Kniegelenken.

Ausführung:

Der Ball, auf dem man sitzt, rollt nach rechts/links. Dabei verliert abwechselnd die rechte oder linke Gesäßhälfte den Kontakt mit dem Ball. Das Becken bewegt sich lateralflexorisch zur Lendenwirbelsäule nach rechts/links, innen- bzw. außenrotatorisch in den Hüftgelenken. Die Längsachse des Brustkorbes bleibt vertikal eingestellt. Der Druck der Füße auf den Boden darf nicht verändert werden.

Hula-Hula vorwärts/rückwärts

Ausführung:

Siehe vorige Übung, die Beine können jedoch jetzt in einer bequemen Grätschstellung stehen.

Ausführung:

Der Ball, auf dem man sitzt, rollt jetzt nach vorne oder hinten. Der Druck unter den Füßen darf sich nicht verändern. Die Längsachse des Brustkorbes bleibt vertikal stehen. Das Becken bewegt sich unter dem Brustkorb flexorisch/extensorisch in der Lendenwirbelsäule und extensorisch/flexorisch in den Hüftgelenken.

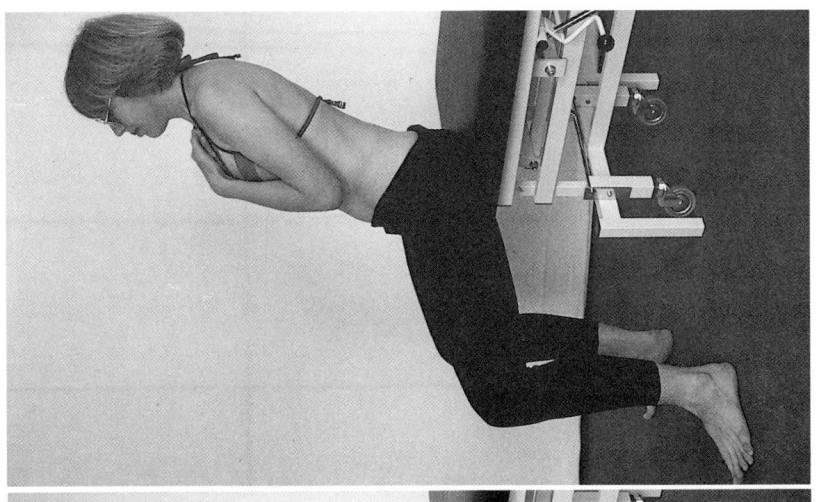

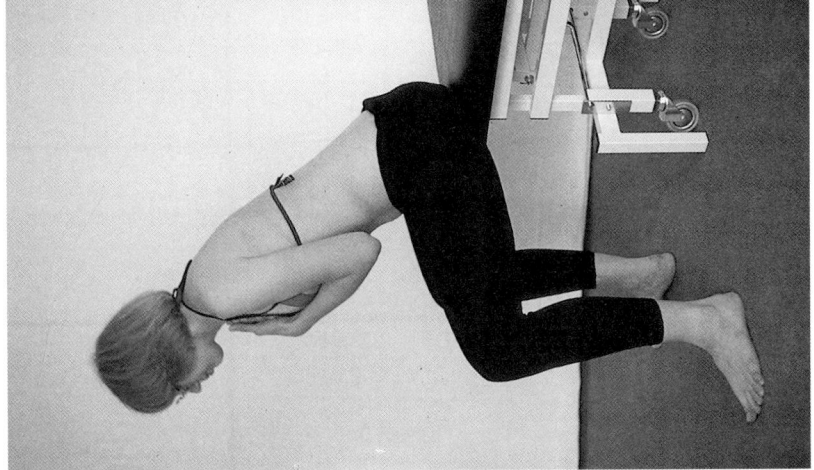

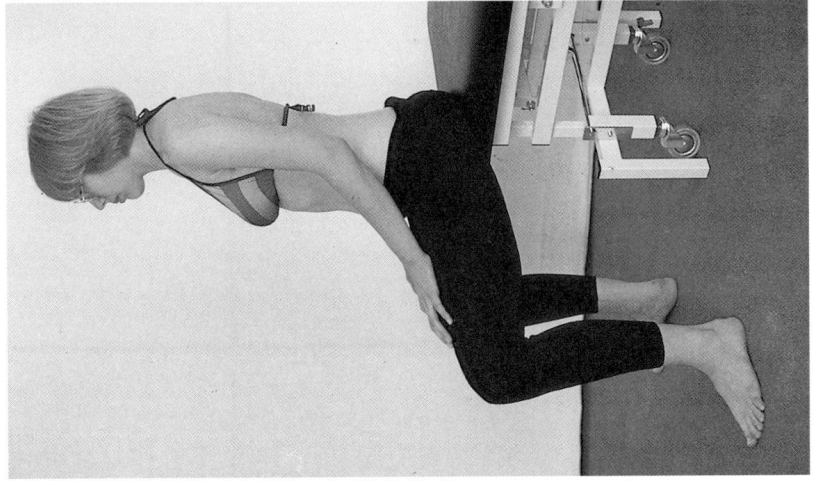

Abbildungen 95–97. »Klötzlispiel«. 95: Ausgangsstellung, 96: Vorneigung, 97: Rückneigung.

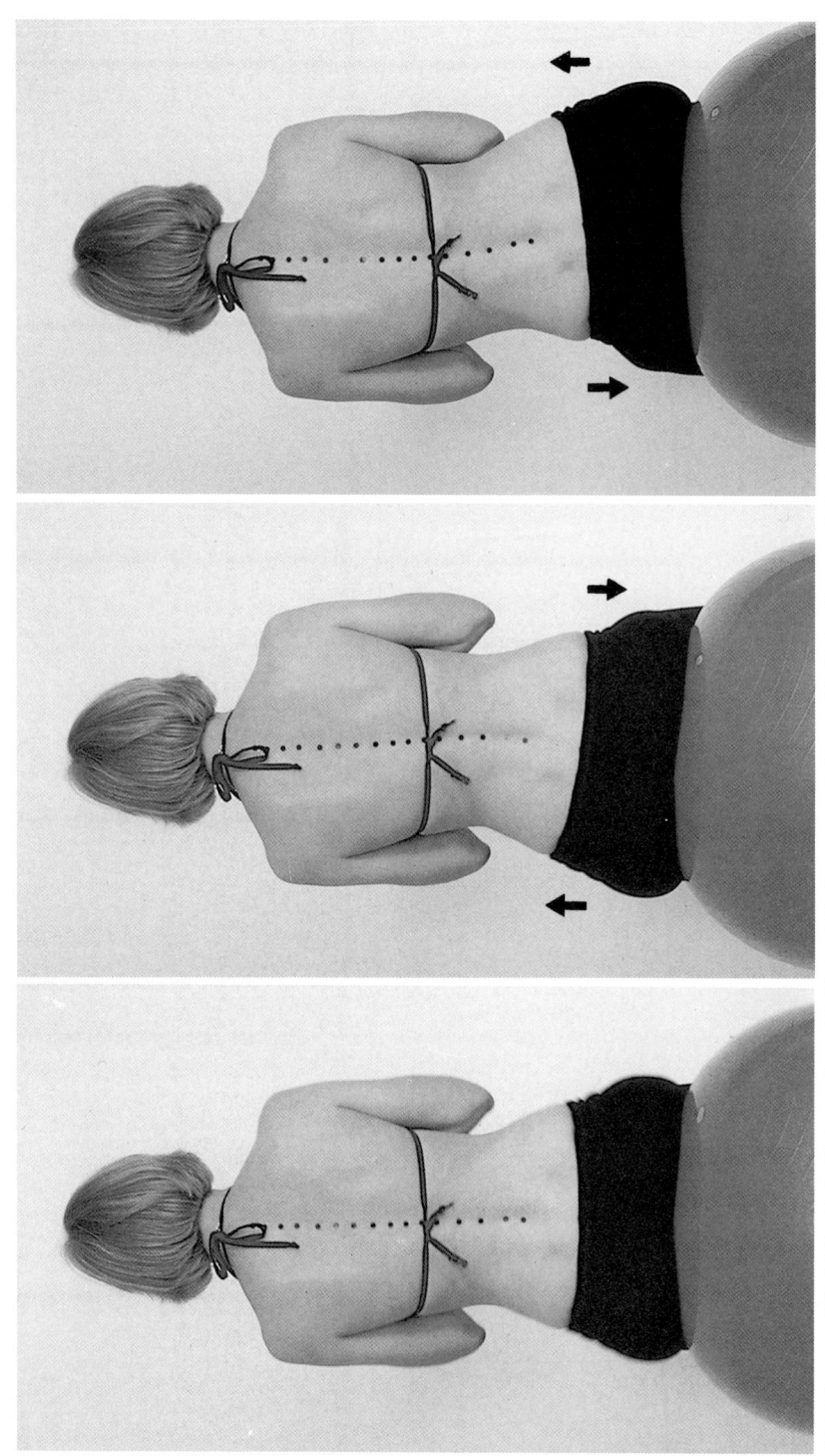

Abbildungen 98–100. Hula-Hula nach rechts/links. 98: Ausgangsstellung, 99: Hula-Hula nach links, 100: Hula-Hula nach rechts.

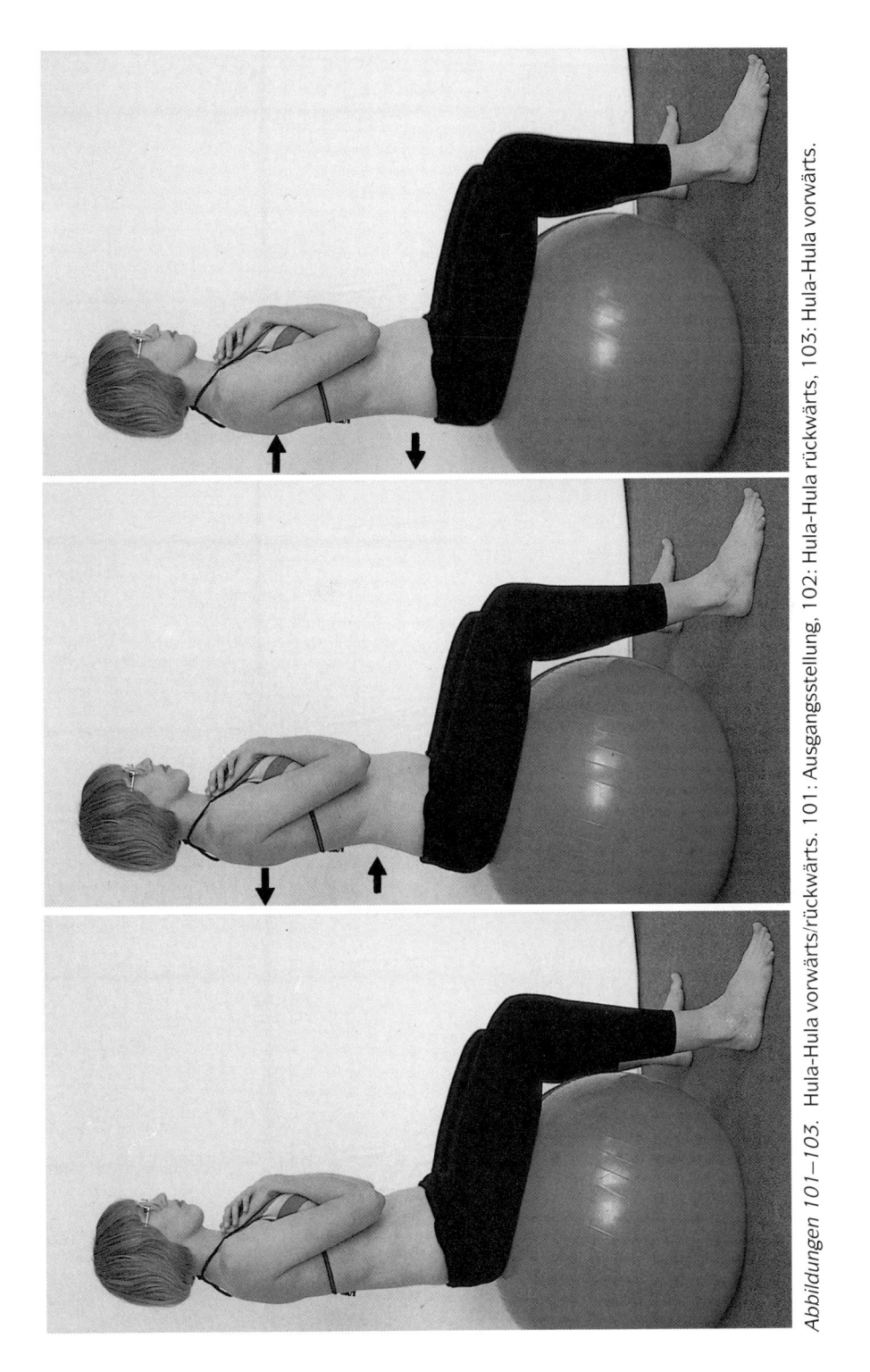

Abbildungen 101–103. Hula-Hula vorwärts/rückwärts. 101: Ausgangsstellung, 102: Hula-Hula rückwärts, 103: Hula-Hula vorwärts.

»Der Cowboy«

Ausgangsstellung:

Siehe Übungen Hula-Hula rechts/links.

Ausführung:

Durch Druckaktivität der aufgestellten Füße wird das Hüpfen auf dem Ball initiiert und in Gang gehalten. Dabei muß die Körperlängsachse vertikal bleiben. Es kommt zu einer Stimulierung der aufrechten Haltung und der dynamischen extensorischen Stabilisation der Brustwirbelsäule. Die Elastizität des Balles dämpft den Stauchungseffekt. Ein Tempo von etwa 120 Hopsern in der Minute entspricht dem normalen Gangtempo.

Der klassische Vierfüßler
(funktionelles Rückenmuskeltraining)

Ausgangsstellung:

Stand auf Händen und Knien quer über eine Behandlungsbank. Die Hände stehen unter den Schultergelenken und die Knie unter den Hüftgelenken. Die Finger zeigen nach vorne. Die Körperlängsachse steht vertikal.

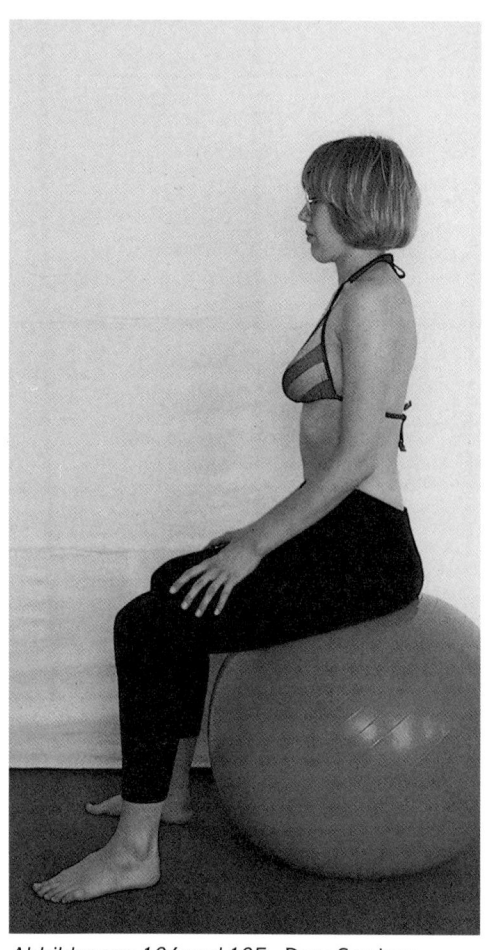

Abbildungen 104 und 105. Der »Cowboy«.

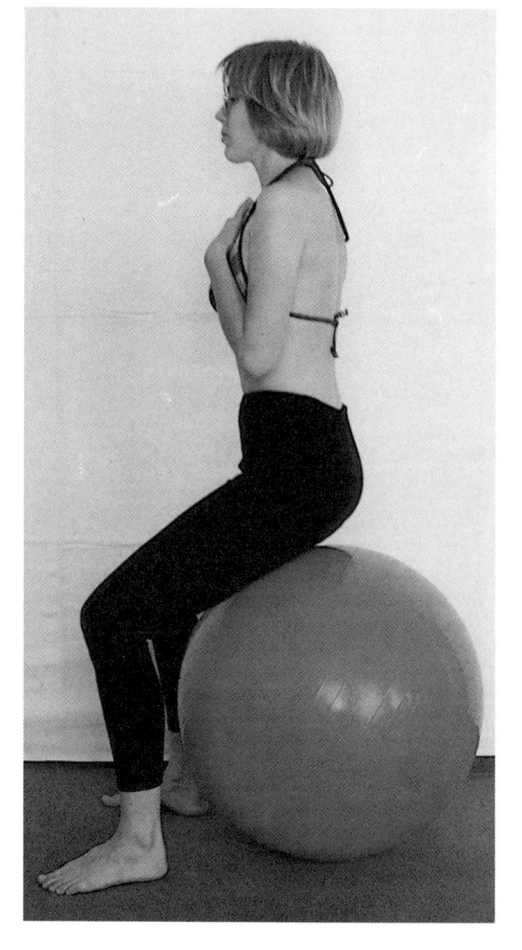

Ausführung:

Phase 1:
Druckaktivität der rechten Hand und des linken Kniegelenks auf die Unterlage führt zu einer Druckminderung unter der linken Hand und dem rechten Knie. Die räumliche Lage der Wirbelsäule darf sich nicht verändern. Die gegensinnig rotatorische Aktivierung der Wirbelsäule stimuliert die extensorische Stabilisation der Brustwirbelsäule.

Phase 2:
Während der Druckaktivität der rechten Hand und des linken Kniegelenks verlieren die linke Hand und das rechte Knie den Kontakt mit ihrer Unterstützungsfläche. Die linke Hand geht neben die linke Schulter, der linke Ellenbogen steht jetzt in Höhe des Brustkorbes. Das rechte Bein wird lang und steht dann parallel zur kaudalen Verlängerung der Körperlängsachse.

Schlußbemerkung

Die obigen Ausführungen und die Übungsbeispiele können nur einen kleinen Überblick über die Vielfalt der Funktionellen Bewegungslehre geben. Diese orientiert sich einerseits an den natürlichen, ökonomischen Bewegungsabläufen, da sie diese mit den Patienten wieder erarbeiten will und andererseits an den konstitutionellen Voraussetzungen des Patienten, ohne deren Beachtung kaum eine sinnvolle Therapie durchgeführt werden kann.

Literatur

1 Klein-Vogelbach (1984) Funktionelle Bewegungslehre, Springer-Verlag, Berlin Heidelberg New York Tokyo
2 Klein-Vogelbach (1986) Therapeutische Übungen zur Funktionellen Bewegungslehre, Springer-Verlag, Berlin Heidelberg New York Tokyo
3 Klein-Vogelbach (1985) Ballgymnastik zur Funktionellen Bewegungslehre, Springer-Verlag, Berlin Heidelberg New York Tokyo
4 Bronner O (1986) Der lumbale Schmerz – Interpretation und Behandlung aus der Sicht der Funktionellen Bewegungslehre nach Klein-Vogelbach, Krankengymnastik 2:81–83
5 Kapandji IA (1985) Funktionelle Anatomie der Gelenke, Rumpf und Wirbelsäule, Band 3, Ferdinand Enke-Verlag Stuttgart

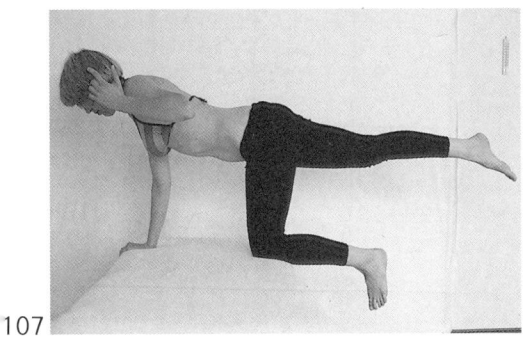

Abbildungen 106 und 107. Klassischer Vierfüßler. 106: Ausgangsstellung, 107: Endstellung der Phase 2.

Anschrift des Verfassers:
Tarzisius Eichenlaub
Krankengymnast
Gartenstraße 73
D-7475 Meßstetten

Die Behandlung nach der Funktionsanalyse
(von E. Böhle)

Rehabilitation von Bandscheibenoperierten nach der Funktionsanalyse

Die Entstehung von Bandscheibenschäden wurde bereits in den vorausgegangenen Kapiteln ausführlich behandelt. Dabei muß festgestellt werden, daß in der Pathogenese der Bandscheibenerkrankungen die mechanischen Fehlbelastungen der Strukturen des Bewegungsapparates eine wichtige Rolle spielen. In unserer heutigen modernen Zivilisationswelt und Industriegesellschaft sind sitzende berufliche Tätigkeiten oder Arbeitsplatzsituationen mit gekrümmter Körperhaltung an der Tagesordnung. Das Ziel jeder postoperativen krankengymnastischen Nachbehandlung nach Diskushernienoperation ist in dem Merksatz skizziert: *Die physiologische Lendenlordose ist im Liegen, im Sitzen und Stehen (also immer!) der akzeptabelste Kompromiß, bei dem die Summe aller Störfaktoren am geringsten ist.*

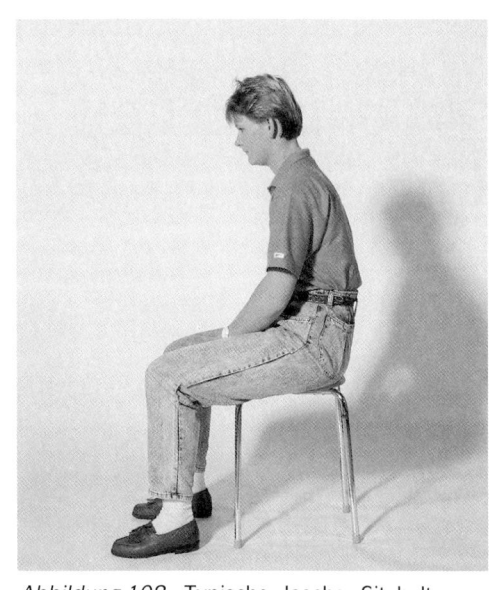

Abbildung 108. Typische »lasche« Sitzhaltung.

Aus diesem Merksatz heraus ergibt sich schon die logische Schlußforderung, daß in der postoperativen Phase eine krankengymnastische Nachbehandlung unbedingt notwendig ist, um zukünftige Fehlbeanspruchungen der Strukturen des Bewegungssegmentes und des gesamten Bewegungsapparates möglichst durch Schulung des Patienten zu verhindern. Ansonsten sind die häufig auftretenden Rezidive bereits durch Versäumtes in der Nachbehandlung vorprogrammiert.

Um die angesprochene Zielsetzung verständlich zu machen, muß ich einige grundsätzliche Anmerkungen zu den funktionell anatomischen Voraussetzungen unseres Bewegungsapparates besprechen. Oberster Leitsatz jeder krankengymnastischen Behandlung in der Rehabilitation eines bandscheibenoperierten Patienten lautet: *Der Bewegungsapparat ist eine Funktionseinheit. Die Störung der Funktion durch eine Struktur des Bewegungsapparates hat Einfluß auf den gesamten Funktionsablauf des Bewegungsapparates.*

Bei der Einnahme einer krummen Körperhaltung in Kyphose, wie sie als typische Sitzhaltung bekannt ist, kommt es automatisch zu einer Absenkung des Schultergürtels und des Thorax sowie im Bereich des Beckens zu einer Beckenaufrichtung. In der Regel stellt sich dabei kompensatorisch eine Hyperlordose in der Halswirbelsäule ein.

Folgende Muskelgruppen kommen in dieser Stellung zu einer Annäherung von Ursprung und Ansatz: die Nackenstreckmuskulatur (M. trapezius-pars ascendenz, M. levator scapulae, M. sternocleidomastoideus und Mm. scaleni). Im Bereich des Schultergelenks wird bei der Absenkung des Thorax eine Innenrotationsstellung im Schultergelenk eingenommen, was zu einer Annäherung des M. pectoralis major et minor und M. subscapularis führt. Durch die Absenkung des Thorax ist ebenfalls die Abdominalmuskulatur, insbesondere der M. rectus abdominis in einer Annäherung. Die

Beckenaufrichtung führt im Bereiche der Beckenmuskulatur zu einer Annäherung der Glutealmuskeln und Außenrotatoren. Die ischiocrurale Muskulatur und die Adduktoren werden ebenfalls angenähert. Kommt es dann noch zu einer typischen Beinstellung in den Kniegelenken mit nach hinten überkreuzten Füßen, so ist noch eine zusätzliche Annäherung im M. trizeps surae vorhanden. Wird diese Körperhaltung, die in unserer Zivilisationsgesellschaft die Gewohnheitshaltung geworden ist, tagtäglich am Arbeitsplatz und in der Freizeit eingenommen, so führt die Annäherung dieser Muskelgruppen zu einer Verkürzung der genannten Muskeln.

Abbildung 109. a) Senkung von Schultergürtel und Thorax. Dorsale Beckenaufrichtung, Hyperlordose der HWS, großbogige Kyphose der BWS-LWS. b) Aufrichtung von Schultergürtel und Thorax. Ventrale Beckenkippung, zerviko-thorakale Lordose, thorako-lumbale Lordose.

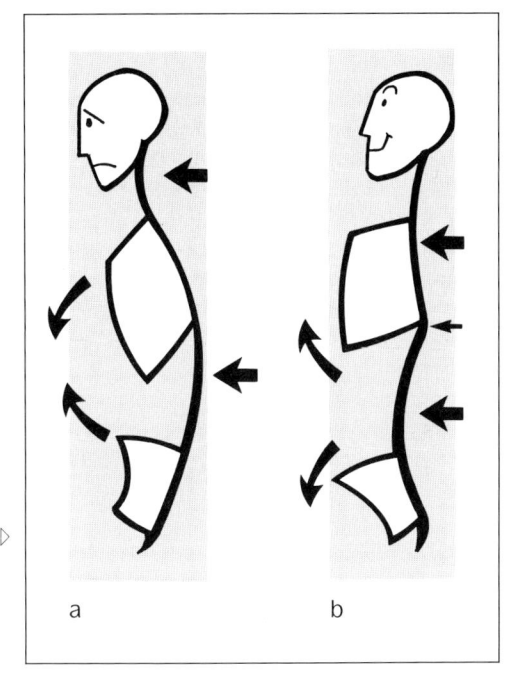

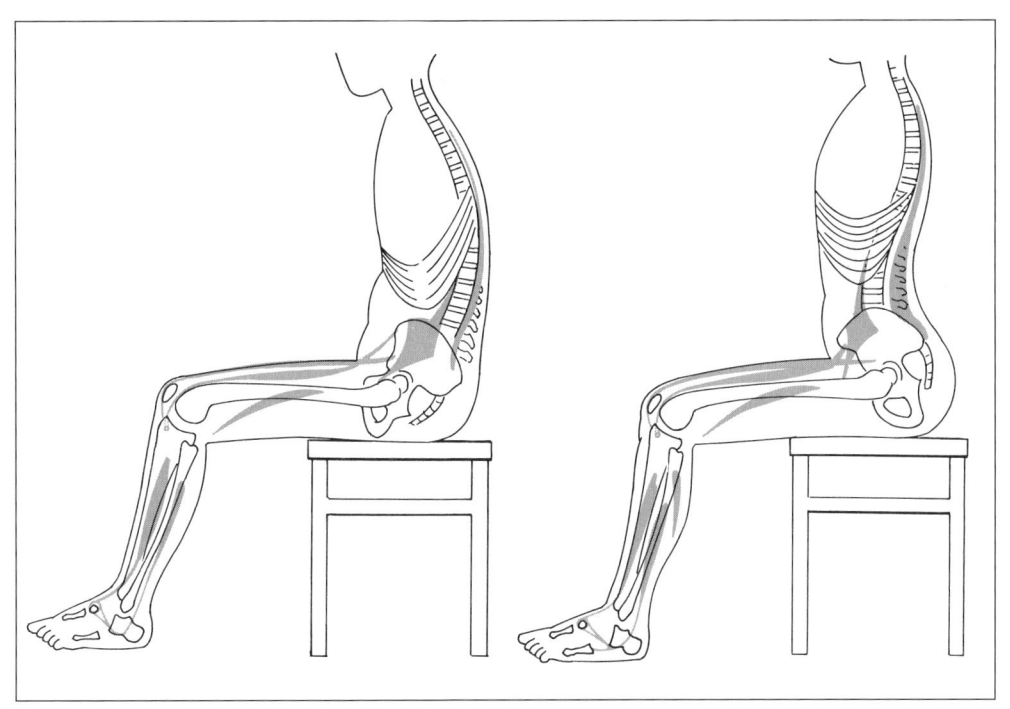

Abbildung 110. Unterschiedliche Muskelaktivitäten bei sternosymphysaler Belastungs- und Entlastungshaltung (modifiziert nach *Brügger*).

Häufig entwickeln sich dabei regelrechte Kontrakturen, die eine physiologische Einstellung des zugehörigen arthromuskulären Systems nicht mehr zulassen. Übermäßige Fehlbeanspruchungen, z.B. durch einseitige sportliche Belastung, häufig verbunden mit gar keiner oder mangelnder Vorbereitungsgymnastik, können dann in den Strukturen pathophysiologische Veränderungen auslösen, wie z.B. Tendinitiden, Tendopathien, Arthritiden etc. Jede Fehlhaltung jedoch löst eine erhöhte Aktivität der Gelenkrezeptoren aus, wie es *Neumann* (38), *Brügger* (3), *Wyke* beschrieben haben. Diese propriozeptiven Afferenzen lösen über das ZNS verstärkt Efferenzen an die funktionsabhängigen Muskeln aus. Dies wurde von *Brügger* ausführlich beschrieben.

Die daraus resultierenden Tendomyosen sind gekennzeichnet durch funktionsabhängige Muskelschmerzen, die auch nach erfolgter Bandscheibenoperation nach wie vor vorhanden sein können, da durch den operativen Eingriff die muskuläre Dysbalance im arthromuskulären System selbstverständlich nicht beseitigt worden ist. Diese Erkenntnisse zeigen mit aller Deutlichkeit auf, aus welchem Grund der rechtzeitige Einsatz der krankengymnastischen Nachbehandlung in der postoperativen Frühphase von Bedeutung ist.

Die Rehabilitation der bandscheibenoperierten Patienten möchte ich in drei Phasen einteilen:

Erste Phase:

– Rezidivprophylaxe
– Funktionsbefunderhebung
– Weichteilbehandlung

Primär ist es die kyphotische Belastung im Bewegungssegment in Flexion, die zu einer dorsalen Verschiebung des Nucleus pulposus führt und somit als Auslöser für einen dorsalen Bandscheibenvorfall angesehen werden kann. Aus diesem Grund gilt es, zu-

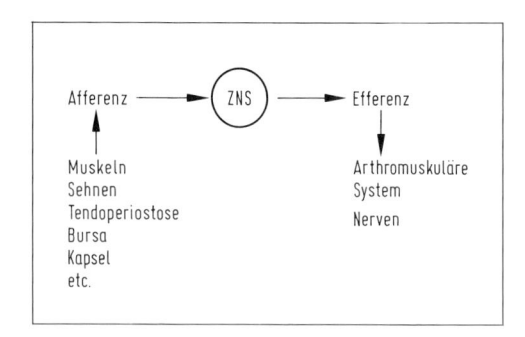

Abbildung 111. Weg und Einfluß der Störmeldungen über die Afferenzwege und über das ZNS zum Zielort arthromuskuläres System.

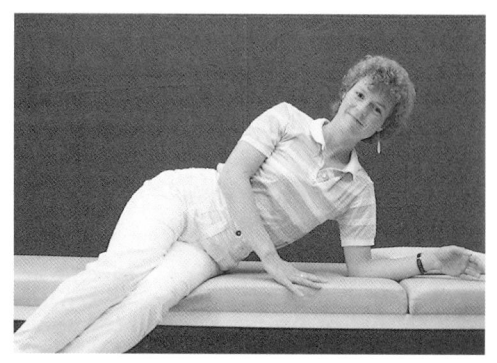

Abbildung 112. Aufsetzen aus der liegenden Seitposition in der »en bloc«-Technik.

künftig alle Fehlbelastungen in die Kyphose zu vermeiden, um Rezidive auszuschalten. Dabei muß der Patient unterrichtet werden, wie er aufsteht, sich hinlegt und in welcher Ausgangsstellung er sich möglichst lagern sollte. Beim Aufstehen ist grundsätzlich zu beachten, daß der Rumpf insgesamt stabilisiert wird. Dazu ist die Seitenlage einzunehmen und der Patient stellt die Hüftgelenke und die Kniegelenke in 90 Grad Flexion ein. Dann stützt er sich en bloc mit stabilisiertem Rumpf über die Seite auf. Derselbe Bewegungsablauf ist beim Einnehmen der Rückenlage ebenfalls wieder zu beachten. Grundsätzlich gilt die Rückenlage als vorteilhafteste Liegeposition. Bei dieser Stellung ist vor allem die Rotationsmöglichkeit in den Lumbalsegmenten ausgeschlossen. In dieser Phase ist es oftmals notwendig, den Patienten mit einer Rolle unter den Kniegelenken zur Entlastung von Schmerzen zu lagern. Der Operateur bestimmt je nach Größe des Eingriffs, wann die Streckstellung in den Knien in Rückenlage eingenommen werden kann. Grundsätzlich ist immer darauf zu achten, daß das Rückenteil horizontal gestellt bleibt. Die immer wieder zu beobachtende Hochstellung des Rücken- und Kopfteiles im Bett ist unter allen Umständen zu vermeiden, da es durch diese Einstellung erneut zu einer erhöhten ventralen Druckbelastung im Bewegungssegment kommt. Längere Sitzhaltungen sollten grundsätzlich vermieden werden, weil die Umschulung der Bewegungsmuster bekanntlich eine längere Zeit in Anspruch nimmt und so davon auszugehen ist, daß die Patienten in Sitzhaltungen in ihre typischen Gewohnheitshaltungen gehen und damit Fehlbeanspruchungen der Strukturen erneut auslösen. Der Operateur bestimmt in dieser Frühphase die mögliche Belastungsfähigkeit des Patienten. Mobilisierungs- und Kräftigungsübungen sind in dieser Phase kontraindiziert. Isometrische Spannungsübungen, insbesondere in den Extremitätenmuskeln lösen über ihre reziproke Wirkung auf die Rumpfmuskulatur eine ausreichende Belastung aus.

Die Funktionsbefunderhebung spielt in dieser Frühphase eine zentrale Rolle bei der Analyse von Funktionseinschränkungen und damit verbundenen Fehlbelastungen im arthromuskulären System. Langandauernde Sitzpositionen durch sitzende berufliche Tätigkeiten führen oftmals zu Verkürzungen der von mir bereits erwähnten Muskelgruppen. Da ein Prolaps in der Regel präoperativ die Erstellung eines Muskelstatus nicht zuläßt, sollte dieser so bald als möglich in der Rehabilitation nachgeholt werden. Beim lumbalen Bandscheibenvorfall und der nachfolgenden Rehabilitation ist insbesondere auf folgendes zu achten: Eine Verkürzung und Kontraktur im Bereich der ischiocruralen Muskulatur, der Adduktoren, des Iliopsoas und der Abdominalmuskulatur läßt eine ausreichende ventrale Beckenkippung zur Einstellung einer physiologischen Lordose im Lumbalbereich nicht zu. Allgemein anerkannt ist die Tatsache, daß der Patient sich zukünftig möglichst aufrecht halten soll. Um eine aufrechte Haltung einzunehmen, ist aber auch die Aufrichtung des Thorax notwendig. Selbst bei der Rückenlage und horizontaler Auflagefläche kommt es zu einer Aufrichtung des Thorax. Fehlt die notwendige ventrale Beckenkippung – wie oben beschrieben – kompensiert der Patient durch eine verstärkte Lordose im Lumbalbereich. Da zu diesem Zeitpunkt noch keine Muskeldehnungsbehandlung durchgeführt werden kann, ist es deshalb notwendig, zur Schmerzentlastung den Patienten mit einer Knierolle zu versehen. Kontrakturen, wie zum Beispiel in den Adduktoren – dies gilt insbesondere für den M. pectineus und im Schultergürtelbereich für den M. pectoralis major et minor oder M. subscapularis – können durch manuelle Dehnungstechniken und anschließende isometrische Anspannung der Antagonisten bereits gelöst werden. Dies erleichtert wesentlich die Haltungsschulung beim Übergang in der Rehabilitation von der Horizontal- zur Vertikalbelastung.

Zweite Phase:
– Funktionsbefunderhebung
– Weichteilbehandlung
– Haltungsschulung

In dieser Phase, wenn der Patient aufgrund der Belastungsfähigkeit nun in der Vertikalen belastet werden kann, stehen die Vermittlung alltagspraktischer Bewegungsabläufe im Vordergrund, d.h. Sitzen, Stand, Bücken und Heben von Gegenständen. Der Patient soll dabei lernen, das Achsenorgan Wirbelsäule in der aufrechten Körperhaltung zu stabilisieren, weil nur in dieser Haltungsposition eine gleichmäßig axiale Druckbelastung im Bewegungssegment erreicht wird. Jede Fehlbelastung kann den postoperativen Heilungsverlauf verzögern und die Bildung eines Rezidivs begünstigen. So soll z.B. im Sitzen jede krumme Körperhaltung mit übereinandergeschlagenen Beinen vermieden werden. Bei der Einnahme der Haltung kommt es zum Absenken des Thorax und zu einer dorsalen Beckenaufrichtung. Dabei wird insbesondere der Lumbalbereich vermehrten Druckbelastungen im Segment ausgesetzt. Das Übereinanderschlagen der Beine, was funktionell eine Adduktionsstellung im Hüftgelenk ist, unterstützt dabei zusätzlich die Beckenaufrichtung. Um die Wirbelsäule jedoch in einer aufrechten Körperhaltung mit physiologischer Lordose einstellen zu können, ist eine Beckenkippung nach ventral notwendig. Die Beckenkippung ist nur zu erreichen, wenn in den Hüftgelenken eine Abduktionsstellung eingenommen wird. Weiter muß darauf geachtet werden, daß in den Kniegelenken eine Spitzwinkelstellung vermieden wird. Die Flexionsstellung im Kniegelenk führt zu einer Annäherung der ischiocruralen Muskulatur, wodurch die Beckenaufrichtung zusätzlich begünstigt wird. Weiter muß beachtet werden, daß es

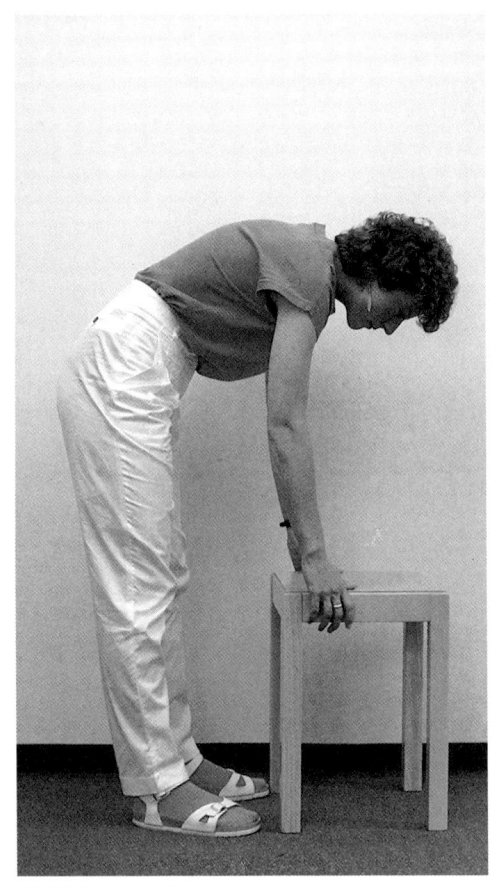

Abbildung 113. »Falsches« Hochheben eines Gegenstandes mit gestreckten Knien, instabilem Rundrücken und kyphosierter LWS.

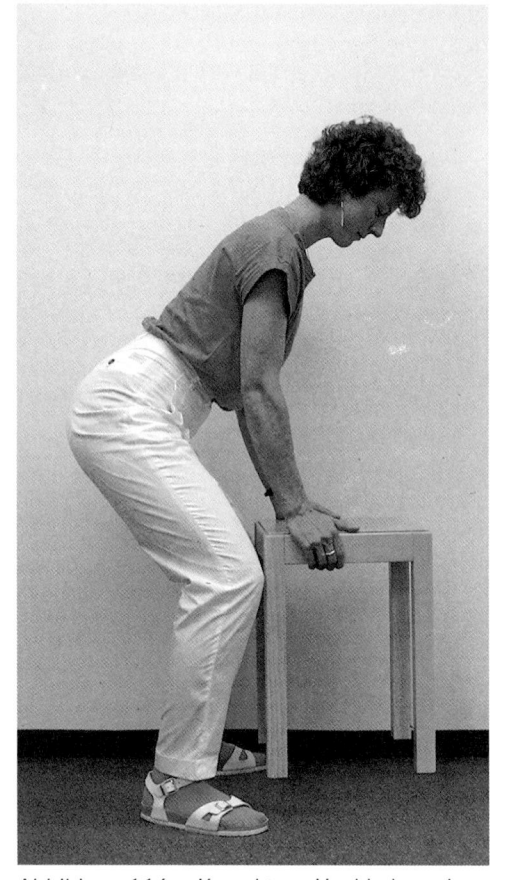

Abbildung 114. »Korrektes« Hochheben eines Gegenstandes mit leicht flektierter Hüfte und Knien sowie stabilisierter LWS.

bei der Beckenkippung zu einer Verschiebung des Femurs nach ventral kommt. Ist das Kniegelenk in einer Flexionsstellung, werden dabei im Bereiche der Kniegelenke primär erhöhte Zugbeanspruchungen, insbesondere in den ligamentären Strukturen, ausgelöst. Der Vorwärtsschub des Femurs wird im Bereich des Unterschenkels zusätzlich unterstützt durch den Einsatz der Muskelschlinge des »Steigbügelhalters«, der Mm. peronaei, M. tibialis posterior et anterior. Dieser Einsatz ist jedoch nur möglich, wenn das Kniegelenk sich nicht in einer Spitzwinkelstellung befindet und die Fußsohle festen Bodenkontakt hat. Das Sitzen und Aufstehen mit stabilisiertem Rücken gehört ebenfalls in das Standardprogramm der Rückenschulung. Wesentlicher Bestandteil ist auch das Bücken mit stabilisiertem Rücken und das Heben von Gegenständen. Ausgangsstellung für das Bücken ist die leichte Grätschstellung. Dabei dürfen die Füße nicht parallel zueinander stehen, sondern es muß eine Außenrotation in den Hüftgelenken eingestellt sein.

Immer wieder ist zu beobachten, daß beim Bücktraining die Beine parallel zueinander stehen und man in eine sogenannte Schritthocke geht. Wenn dann Gegenstände gehoben werden, haben wir eine sehr labile Unterstützungsfläche. Außerdem entsteht durch die Vorhalte der Arme ein entsprechender zusätzlicher Hebel als Lastarm, der um so belastender wirkt, je größer das zu hebende Gewicht ist. Die Bewegungsausführung in den Hüft- und Kniegelenken findet um die Frontalachse in Flexion/Extension statt. Dabei liegt der eigene Körperschwerpunkt dorsal der Bewegungsachse, wodurch die Druckbelastung insbe-

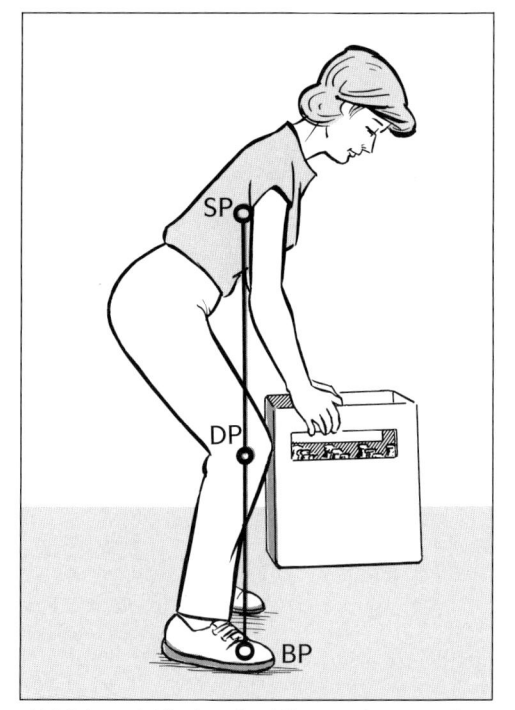

Abbildung 115. Lot des Körperschwerpunktes (bei korrektem Lastenheben) fällt auf den Fuß.

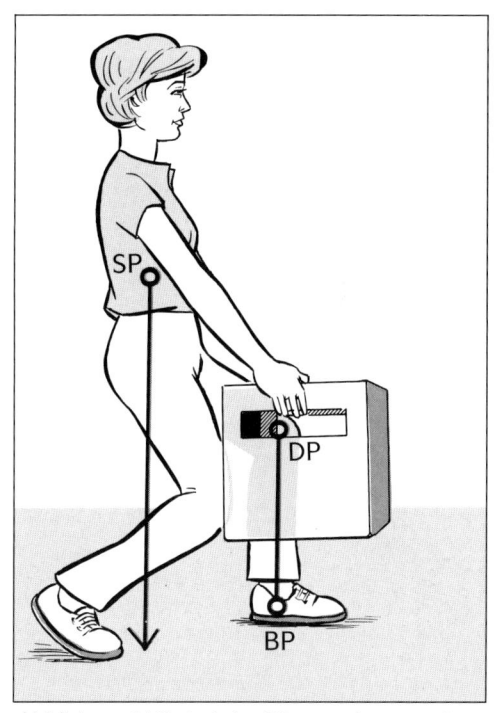

Abbildung 116. Lot des Körperschwerpunktes (beim Ausfallschritt) fällt dorsal des Standbeines.

sondere auf dem Femurpatellargelenk besonders ausgeprägt ist. Dies führt augenblicklich zu einer erhöhten Aktivierung der Gelenkrezeptoren besonders des Kniegelenks, und über die efferente Reizleitung kommt es zu einer reflektorischen Hypotonie, hauptsächlich im Streckmuskel, dem M. quadrizeps. Die reflektorische Beeinflussung führt in dem Muskel zu einer schnellen Ermüdung, wodurch die Instabilität in dieser Funktionsstellung noch zusätzlich verstärkt wird. Aus diesem Grund muß darauf geachtet werden, daß bei der Ausgangsstellung zum Bücken hinter dem zu hebenden Gegenstand die Grätschstellung eingenommen wird. Dabei ist es wichtig, den eigenen Körperschwerpunkt über eine vermehrte Flexion im Hüftgelenk über die Frontalachse des Kniegelenks zu bringen. In dieser Ausgangsstellung entfällt der dorsale Lastarm, der zu einer erhöhten Druckbeanspruchung im Femurpatellargelenk führt. Die Füße stehen nicht parallel zueinander und bei der Beugung geht die Bewegung des Kniegelenks über die Füße nach außen. Somit wird eine Fehlbelastung des Kniegelenks vermieden. Der Rücken ist grundsätzlich in dieser Stellung stabilisiert. In dieser Phase hat der Patient bereits die Instruktion über das richtige Aufstehen und Hinlegen, das Sitzen und Aufstehen, das Bücken und Heben erlernt. Notwendig ist

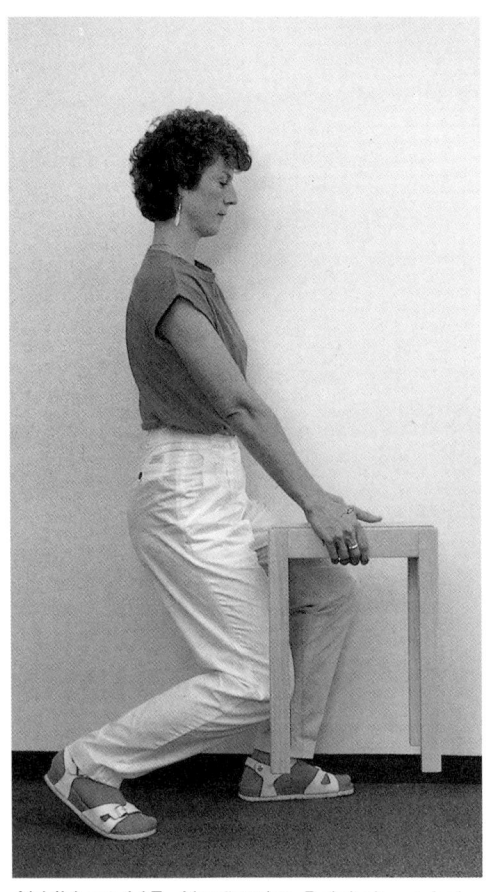

Abbildung 117. Ungünstige Beinhaltung beim Lastentragen und Heben.

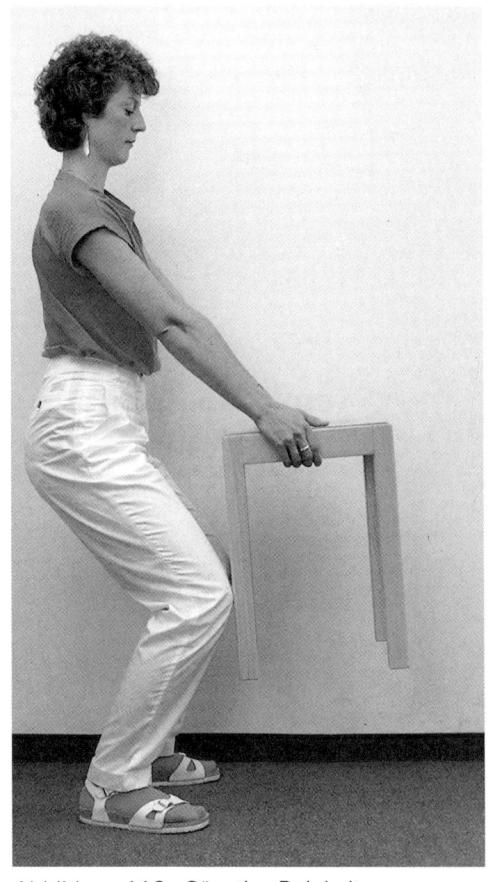

Abbildung 118. Günstige Beinhaltung.

die permanente Wiederholung dieser Haltungsschulung, um pathologische Bewegungsmuster zu beseitigen und physiologische zu schulen.

In der zweiten Phase kommt es im wesentlichen darauf an, eine systematische Funktionsbefunderhebung durchzuführen. Dies ist deshalb dringend notwendig, um sekundäre muskuläre Dysbalancen zu beseitigen, die aufgrund von Dauerfehlhaltungen zu zusätzlichen Funktionseinschränkungen im arthromuskulären System führen. Dies gilt insbesondere für die Schultergürtel- und Becken-Hüftregion. Im Bereich des Schultergürtels sind die häufigsten Funktionseinschränkungen im Bereich der Halswirbelsäule sowie der Schultergürtelgelenke zu suchen. Die krumme Körperhaltung mit der thorakolumbalen Kyphosierung führt in der Regel zu einer kompensatorischen Hyperlordose im Bereich der Halswirbelsäule. Ist dies die typische Gewohnheitshaltung auf Dauer, kommt es in den Nackenstreckmuskeln zu einer Annäherung von Ursprung und Ansatz, was häufig zu einer Verkürzung und Kontraktur führt. Oftmals ist damit ein Schulter- und Schulterblatthochstand verbunden. Bei der thorakolumbalen Kyphosierung kommt es funktionell gesetzmäßig zu einer Absenkung des Thorax, was eine Innenrotationsstellung im Schultergelenk zur Folge hat. Dies kann dann in der Muskelgruppe der Innenrotatoren ebenfalls zu Kontrakturen und Verkürzungen führen, insbesondere des M. subscapularis und M. pectoralis minor. Die Thoraxsenkung führt gleichzeitig zu einer Beckenaufrichtung. Ursprung und Ansatz des M. rectus abdominis werden erheblich angenähert. Die Verkürzung und Kontraktur, die sich in dieser Muskulatur einstellt, wird in der Regel überhaupt nicht beachtet. Versucht nun der Patient sich aufzurichten, so fehlt die notwendige Dehnfähigkeit der Abdominalmuskulatur. Die ventrale Beckenkippung, die immer an die aufrechte Körperhaltung gekoppelt ist, kann nicht mehr ausreichend eingestellt werden. Die Verkürzung im Bereich der Innenrotatoren des Schultergelenks und der Nackenstreckmuskulatur läßt gleichzeitig aber auch eine Aufrichtung des Thorax in ausreichendem Maße nicht zu, so daß bei dem Bemühen, eine aufrechte Haltung einzunehmen, der Rundrücken weiterbestehen bleibt. Um überhaupt zu einer Aufrichtung zu kommen, wird dann kompensatorisch die Bewegung durch eine Hyperlordose in der Lumbalwirbelsäule erreicht. Diese typische Fehlstellung wird nicht selten als eine pathologische Hyperlordose durch abgeschwächte Bauchmuskulatur interpretiert. Die kyphotische Fehlhaltung mit der Beckenaufrichtung führt im Bereich des Hüftgelenks zu einer Annäherung der ischiocruralen Muskulatur und der Adduktoren, insbesondere des M. pectineus. Im Bereich der Hüftgelenkmuskulatur kommt es zu einer Verkürzung des M. iliopsoas. Gehört das Abwinkeln der Kniegelenke mit dem Übereinanderschlagen der Füße nach hinten dazu, ist der M. trizeps surae ebenfalls verkürzt. Die Verkürzungen gerade dieser dorsalen Extremitätenmuskulatur habe ich bei der Befunderhebung bei jedem bandscheibenoperierten Patienten bisher vorgefunden. Aus den o.g. Erkenntnissen der Biomechanik und funktionellen Anatomie ergibt sich zwangsläufig die dringende Notwendigkeit, Kontrakturen und Verkürzungen in den angesprochenen Muskelgruppen zu beseitigen. Eine optimale Wiederherstellung physiologischer Bewegungsmuster beim bandscheibenoperierten Patienten ist nur dann zu erreichen, wenn die Weichteilstrukturen ausreichend dehnungsfähig sind und somit ein muskuläres Gleichgewicht aufgebaut werden kann. Das Umsetzen dieser Erkenntnisse in die postoperative Nachbehandlung, ist deshalb auch erforderlich, weil bekanntlich jede mechanische Fehlbelastung die Rezidivgefahr erhöht. Zusätzlichen Sekundärschädigungen durch degenerative Veränderungen im Sinne der Spondylarthrose in den Facettengelenken kann somit ebenfalls vorgebeugt werden. Nur bei ausreichender Dehnungsfähigkeit der angesprochenen Muskelgruppen ist eine kompensatorische hyperlordotische Einstellung im Bereich der lumbalen Gelenkfacetten zu vermeiden. Bekannt ist, daß die Einnahme einer Hyperlordose im Lumbalbereich zu vermehrten lumbalen Schmerzzuständen führen kann. Diese resultieren aus der Aktivierung der nozizeptiven Afferenzen der Gelenkrezeptoren, wenn die Gelenkfacetten einer erhöhten Druckbelastung in Hyperlordose ausgesetzt werden. Nach wie vor ist die gängige Empfehlung an die Patienten, auf jeden Fall ein sogenanntes »Hohlkreuz« zu vermeiden. Die Hyperlordose ist jedoch in der Regel eine kompensatorische Bewegung bei der Aufrichtung, wenn die oben genannten Muskelgruppen verkürzt sind. Ziel jeder Behandlung muß es also sein, nicht die Lordose durch Fehlbelastung auszuschalten, sondern die Weichteilstrukturen zu behandeln, das muskuläre Gleichgewicht herzustellen und somit die physiologische Lordose zu erreichen. Nur in dieser Einstellung kann eine mechanische Fehlbelastung des Segmentes vermieden werden. Vor allem sollte endlich Abschied genommen werden von dem schädigenden Bauchmuskeltraining in Flexion, wobei es durch das Abheben des Rumpfes und die damit verbundene Einstellung der Kyphose zu enormen ventralen Druckbelastungen im Bewegungssegment kommt und das Bandscheibengewebe nach dorsal herausgepreßt wird. Fragt man in der Anamnese die Patienten nach dem typischen Bewegungsmechanismus, der zum Bandscheibenvorfall geführt hat, ist es in der Regel exakt diese Flexionsbewegung, oftmals noch mit einer Rotationskomponente verbunden, wie sie beim Einsatz der schrägen Bauchmuskulatur gefordert wird, die das Substratgeschehen ausgelöst hat. Viel wichtiger ist die Erreichung der Dehnungsfähigkeit der Abdominalmuskulatur, um die notwendige Beckenkippung zu ermöglichen, wodurch eine kompensatorische Hyperlordose vermieden werden kann. Sollte ein Bauchmuskeltraining notwendig sein, ist dieses auch jederzeit in der Frontalebene um die Sagittalachse durchzuführen, wobei jegliche kyphotische Fehlbelastung segmental vermieden wird.

Dritte Phase:

− Haltungsschulung
− Berufliche Alltagssituation
− Ausdauerbelastung

In der dritten Phase der Rehabilitation sollte die berufliche Alltagssituation vermehrt berücksichtigt werden. Hier ist es wichtig, sich von dem Patienten seine Bewegungsabläufe im Alltag exakt demonstrieren zu lassen. Denn was nutzt die beste Haltungsschulung, wenn der Patient an seinen Arbeitsplatz zurückkehrt und dort durch funktionell pathologische Bewegungsmuster die Fehlbelastung der Strukturen des Bewegungsapparates wieder verstärkt. Häufig ist dies mit enormen Frustrationen verbunden, weil er merkt, daß die eingeschulten Bewegungen sich nicht an seinem beruflichen Alltag orientieren. Dies gilt selbstverständlich auch in gleichem Maße für die Hausfrau. Eine Beratung über die ergonomische Arbeitsplatzgestaltung sollte ebenfalls in das Rehabilitationsprogramm gehören. Oftmals sind es nur geringfügige Modifikationen, die vorgenommen werden müssen, um einen ergonomischen Arbeitsplatz zu erhalten. So läßt sich zum Beispiel die Einstellung der Höhe der Arbeitsfläche durch geringen technischen Aufwand in der Regel jederzeit herstellen. Bei Schreibtischarbeiten ist eine Anschrägung der Arbeitsfläche empfehlenswert. Zu hohe oder zu niedrige Arbeitsflächen begünstigen wiederum das Einnehmen pathologischer Bewegungsmuster. Die Grundkriterien für einen richtigen Arbeitsstuhl sollten ebenfalls aufgezeigt werden. Die wichtigsten Kriterien für einen Bürostuhl bestehen darin, daß eine ausreichende Lumbalstütze gewährleistet sein muß. Die Lumbalstütze sollte eine Flexibilität in der Vor- und Rückwärtsneigung haben. Die Sitzfläche sollte zumindest im hinteren Anteil abgeschrägt sein, um so die ventrale Beckenkippung zu unterstützen. Selbstverständlich soll der Stuhl in der Höhe verstellbar sein. Die Höhenverstellbarkeit gewährleistet, daß die Beugung im Hüftgelenk so eingestellt werden soll, daß es zu einer leichten Abschrägung des Oberschenkels nach vorne kommt. Wird z.B. die Hüfte in Flexion so eingestellt, daß das Kniegelenk höher als das Hüftgelenk steht, führt dieses automatisch wieder zu einer Beckenaufrichtung und damit zur kyphotischen Einstellung im Lumbalbereich. Die erforderlichen sicherheitstechnischen Aspekte müssen selbstverständlich beim Einsatz eines Bürostuhles beachtet werden. In dieser Phase sollte vor allem auch beachtet werden, daß die bei der Herstellung des Muskelstatus erfaßten abgeschwächten Muskelgruppen nach den Prinzipien der Trainingslehre im Sinne der Ausdauerbelastung auftrainiert werden. Die aufrechte Körperhaltung erfordert die notwendige Ausdauerbelastungsfähigkeit. Hier kommen die Grundprinzipien der medizinischen Trainingstherapie nach *Gustavsen* zum Einsatz.

Wie vorweg schon angekündigt, wurden die drei Beiträge von *L. Thue, T. Eichenlaub* und *E. Böhle* ohne Kenntnis des jeweiligen Textinhaltes geschrieben.
Unschwer erkennt man, daß trotz der verschiedenen »Schulen« der Grundgedanke der Behandlung von bandscheibengeschädigten Patienten fast identisch ist. Bei allen drei Co-Autoren findet sich einheitlich die Vorstellung über die Notwendigkeit der Erzielung der Stabilität im unteren LWS-Bereich, des Erlernens und der Beibehaltung der physiologischen Lordose und der Vermeidung von Fehlhaltungen. Ohne daß es immer ausgesprochen wird, spürt man bei allen Autoren die zwingende Notwendigkeit, den Patienten von Beginn an zu »schulen«, was schließlich auch begrifflich in die später auszuführende Zielsetzung der »Rückenschule« hinführt.

Anschrift des Verfassers:
Eckhardt Böhle,
Krankengymnast
Bülowstraße 9
D-8000 München 80

15. Die »Versager«

Ergebnisse nach einer Bandscheibenoperation

Wenn man die Ergebnisse der operierenden Kliniken bezüglich der erfolgreich durchgeführten Bandscheibenoperationen miteinander vergleicht, so unterscheiden sich diese zum Teil ganz erheblich, je nachdem, welche Maßstäbe an das Wort »erfolgreich« gelegt werden. Immerhin kann man aber davon ausgehen, daß bei allen durchgeführten lumbalen Bandscheibenoperationen zwischen 50 und 90% als erfolgreich insofern angesehen werden können, als die Operierten sowohl ihrem früheren Beruf als auch einer sportlichen Tätigkeit wieder nachkommen können. Die verbleibenden 10–15% sind mit dem postoperativen Ergebnis mehr oder weniger unzufrieden. Erfahrungsgemäß wird ein Teil dieser Patienten für den Rest des Lebens zum chronischen Rückenschmerzpatienten.

Die Ursache für die Mißerfolge dieser Gruppe sind nicht einheitlich; hier spielen verschiedene anatomische, neuromuskuläre und nicht zuletzt auch psychische Einflüsse eine große Rolle.

Über die letztgenannte Gruppe sind viele Abhandlungen geschrieben worden, nicht selten werden auch chronische Schmerzpatienten, die falsch oder ungenügend behandelt wurden, schließlich verständlicherweise mit sich und der Umwelt unzufrieden und depressiv. Sie werden leicht von anderen als Hypochonder und Neurotiker abgestempelt.

Das Postdiscotomie-Syndrom (PDS)

Die Bezeichnung Postdiscotomie-Syndrom (PDS) ist ein Sammeltopf für postoperative Beschwerden nach durchgeführter Bandscheibenoperation.

Häufig bestehen auch noch nach durchgeführter Discotomie die gleichen oder ähnlichen Beschwerden wie praeoperativ. Es stellt sich hierbei die Frage, ob nicht in einigen Fällen der Bandscheibenvorfall, der als gesichert vorlag und operativ beseitigt wurde, überhaupt die Ursache für die prae- und jetzt postoperativen Beschwerden war. In diesen nicht seltenen Fällen ist das Postdiscotomie-Syndrom in Wirklichkeit ein »Praediscotomiesyndrom« (*Kaisser*[1]).

Die eine Ursache für das Entstehen eines PDS ist die postoperative Höhenminderung der Bandscheibe und die damit entstehenden Auswirkungen auf die übrigen Anteile des Bewegungssegmentes, speziell der Wirbelgelenke. Die zweite Ursache sind narbige Veränderungen im Bereich des Spinalkanals und des Foramen intervertebrale, die ihrerseits eine neue Raumforderung verursachen und den »Reserveraum« des Spinalnerven unter seine kritische Grenze einengen.

Zum erstgenannten Fall, der verminderten Höhe des Bandscheibenraumes und seinen Auswirkungen auf die Nachbarstrukturen, wurde bereits in früheren Kapiteln ausführ-

---
[1] Persönliche Mitteilung

lich geschrieben. Es hat sich in den letzten Jahren gezeigt, daß die Häufigkeit von Instabilitätsreaktionen auf das betreffende Wirbelsegment in Relation steht zur *Radikalität des Eingriffes*. Die Intention vieler Operateure, mit einem möglichst radikalen Eingriff jedwede Möglichkeit eines Rezidivs von vornherein auszuschalten, muß häufig mit einer späteren Instabilität im Wirbelsäulensegment bezahlt werden. Je mehr Bandscheibengewebe bei der Primäroperation entfernt wird (sie gewährleistet zwar eine gewisse Sicherheit vor einem möglichen Rezidiv), desto eher führt dies andererseits aber zwangsläufig zu einer Instabilität des gesamten Wirbelsegmentes. Der sehr rasch einsetzende Höhenverlust im betreffenden Bandscheibensegment kann von den kontraktilen Strukturen nicht schnell genug kompensiert werden, so daß es hier zu starken Schmerzen infolge der instabilen Segmente kommt. Aus der schmerzhaften Schonhaltung entwickelt sich häufig sekundär ein langwieriges Muskeldysbalance-Syndrom des gesamten Rumpfes. Die Muskeldysbalance besteht weiter fort, auch wenn bereits die ursprüngliche Segmentinstabilität längst wieder durch körpereigene Stabilitätsvorgänge wiederhergestellt wurde.

Hinsichtlich der Narbenbildungen im Spinalkanalbereich läßt sich praeoperativ nicht abschätzen, ob sie gerade bei diesem Patienten normal oder mit hypertrophen bindegewebigen Verwachsungen einhergehen werden.

Im Gegensatz zu früheren Vorstellungen glaubt man heute eher, daß Mikrobewegungen im operierten Segment das Auftreten von fibrinösen Adhäsionen nicht nur an Muskeln und Sehnen, sondern auch im Spinalkanal eher verhindern als fördern (5). Die postoperative Immobilisation hätte damit mit Ausnahme der Ruhigstellung von knöchernen Instabilitäten somit eigentlich keine Berechtigung. Genauere Untersuchungen über den Zusammenhang von Mikrobewegungen und das geringere Auftreten eines Postdiscotomie-Syndroms sind noch nicht abgeschlossen.

Die Beschwerden bei einem PDS sind, je nachdem, ob die narbige Druckwirkung auf den Spinalnerven im Vordergrund steht, *radikulär* bzw. wenn Instabilitätszeichen der übrigen Strukturen im Vordergrund stehen, eher *pseudo-radikulär*. Auch können Mischbilder vorkommen, die das Erkennen eines PDS zusätzlich erschweren und an ein Rezidiv denken lassen. Der Nachweis eines PDS gelingt meist nur durch Computertomogramm oder eines MRI (Nachweis von Narbengewebe, Ausschluß eines Rezidivprolaps).

Die Prognose eines PDS ist in aller Regel ungünstiger als bei einem Bandscheibenvorfall selbst. Die Narbenbildungen sind operativ nur schwierig zu beseitigen. Durch den erneuten Eingriff induziert man meist noch größere Narben. Ein Teufelskreis, der aus Unkenntnis häufig Patienten zum echten Wirbelsäulenkrüppel werden läßt!

Bei bestehender Instabilität ohne im Vordergrund stehende radikuläre Symptome durch Narbenbildungen ist häufig die *Fusionsoperation* (Spondylodese) die einzige noch verbleibende Möglichkeit zur Wiederherstellung der Stabilität.

Psychische Einflüsse

Das Erkennen und die Behandlung von psychisch gestörten Wirbelsäulenerkrankten ist im wesentlichen Aufgabe des Neurologen und Psychiaters.

Die Ängstlichkeit vieler Patienten, die an der Wirbelsäule operiert wurden, basiert auf der Vorstellung, daß ihnen etwas in der Nähe des Rückenmarkes »gemacht« wurde. Falsche Vorstellungen über die Anatomie und Funktion ihrer Wirbelsäule sowie falsche Empfehlungen, auch von lieben Mitmenschen und Leidensgenossen, induzieren bei vielen sensiblen Patienten eine kaum zu beeinflussende Ängstlichkeit. Diese muß sich zwangsläufig auf die gesamte

Haltung und auf die Spannung der Rumpfmuskulatur auswirken. Auch hier entsteht wiederum eine der Möglichkeiten zur Ausbildung einer muskulären Dysbalance, in diesem Fall psychosomatisch bedingt.

Ich will nicht verschweigen, daß die Bundesdeutsche Sozialgerichtsgebung mit der Möglichkeit, häufig ohne körperliche Untersuchung die Anerkennung auf Schwerbehinderung nach durchgeführter Bandscheibenoperation zu erhalten, Mitschuld an einer »staatlich gelenkten Rentenneurose« ist. Der vermeintlich körperlich Behinderte erfährt durch den Rentenbescheid eine förmliche Bestätigung seiner Behinderung auf Lebenszeit. Sie läßt ihn anfangs nur mental, später aber auch auf Dauer zum echten Schwerbehinderten werden (28).

Wie wichtig es in diesem Zusammenhang ist, schon bei der ersten Kontaktaufnahme des Therapeuten mit dem bandscheibenoperierten Patienten die günstige Prognose herauszustellen und den Operierten zu überzeugen, daß er beruflich und sportlich in jeder Hinsicht auch später wieder vollwertig sein wird, ist eine der wichtigsten Aufgaben des Therapeuten, sowohl des Hausarztes als auch der Krankengymnastin!

16. Das Sitzen

Obwohl das Sitzen zu den offensichtlich banalsten und selbstverständlichsten Dingen des täglichen Lebens gehört, gibt es über dieses Thema heiße Diskussionen unter Experten. Viele Bücher sind über das Sitzen geschrieben worden, gute (45) und schlechte. Die Tatsache, daß man vom »richtigen Sitzen« und »falschen Sitzen« spricht, zeigt schon, daß Sitzen nicht gleich Sitzen bedeutet und daß es offensichtlich doch in mancherlei Hinsicht Sitzhaltungen gibt, die dem Rückenpatienten guttun und andere, die den Schmerz verstärken.

Der unbequeme Stuhl

Kann man denn überhaupt verschieden sitzen? Die Antwort gibt Ihnen der Alltag, wenn Sie mit offenen Augen Ihre Mitmenschen und sich selbst beobachten. Ist Ihnen nicht schon häufig genug ein unbequemer Stuhl oder Sessel »untergekommen«, von welchem Sie auf Anhieb sagen konnten: dieses Möbel ist ein Folterinstrument! Oder denken Sie an Ihr Auto und an lange Fahrten, wenn Sie mehr oder weniger malträtiert aus Ihrem Fahrzeug steigen! Wenn Sie bei Freunden eingeladen sind, wissen Sie häufig schon, daß die Einladung bei Meiers oder Müllers unter Umständen für Ihren Rücken strapaziös werden wird, weil Sie die Sitzmöbel dieser Freunde in schlechter Erinnerung haben.
Kurz, die Bauart des Sitzmöbels alleine schon kann ohne unser Dazutun ein bequemes und entspanntes oder ein unbequemes und schmerzerzeugendes Moment darstellen.

Aber auch durch unser eigenes Vermögen, durch bestimmte Körperhaltungen Positionswechsel und Stellungsänderungen der Wirbelsäule vorzunehmen, können wir gut oder schlecht sitzen.

Zur Frage, warum sich der Mensch überhaupt setzt, könnte man eine Fülle von Antworten geben, die sich biologisch, pathomorphologisch, psychologisch und soziologisch erklären ließen. Ich möchte nur Wesentliches für den bandscheibenoperierten Patienten aus diesem Komplex herausnehmen und in diesem Rahmen ansprechen.

Betrachten wir zunächst den stehenden Menschen in seinem Alltag. Selbst unter optimalen statischen Bedingungen (nämlich dann, wenn unter Beibehaltung der physiologischen Krümmungen der Wirbelsäule die geringste Arbeit der Rumpfmuskulatur aufgebracht werden muß) hat die stabilisierende Muskulatur ständig, wenn auch gering, so doch eine Dauerarbeit zu leisten. Durch den axialen Druck des Körpers auf die einzelnen Bandscheiben kommt es zu einem intradiscalen Flüssigkeitsverlust, was eine Höhenminderung der Bandscheibe verursacht. Die Auswirkungen auf die Wirbelgelenke mit erhöhtem Anpreßdruck auf die Gelenkfacetten wurden ja in früheren Kapiteln ausführlich beschrieben. Propriozeptive und nozizeptive Afferenzen melden der »Zentrale« den Ermüdungsgrad sowohl der Muskulatur als auch den Dauerdruck auf die belasteten Strukturen der Gelenke. Es entsteht zunächst unterschwellig, dann aber immer stärker der Zwang zum Haltungswechsel. Man muß sich »ausruhen«, am liebsten hinlegen, nur ist dies im Alltag nicht immer möglich. Das Sitzen in einer entspannten Stellung ist dabei ein häufig brauchbarer Kompromiß, bestimmte Strukturen zu entlasten.

»Hängen in den Bändern«

Man kann die vorher ständig in leichter Spannung gehaltene Rumpfmuskulatur insofern entlasten, als man sich beim Sitzen – die Lendenwirbelsäule kyphosierend – in seine »Bänder fallen läßt«. Die Bandstrukturen übernehmen jetzt die Haltefunktion der Muskeln, so daß sich diese tatsächlich ausruhen können. Gleichzeitig kann man in dieser entspannten, entlordosierten Stellung den Anpreßdruck auf die Gelenkfacetten vermindern, was sich auf die vorher druckbelasteten Strukturen als schmerzlindernd auswirkt. Das Verharren in dieser entlordosierten Stellung, das »Hängen in den Bändern« ist aber nur eine kurzzeitige Erholungsphase. Bleibt man länger in dieser Haltung, kommt es zu schmerzhaften Dehnungsreizen der Bandstrukturen, die schließlich wesentlich schmerzhafter sind als die vorherigen Druckreize, die zum Sitzen animiert hatten. Jetzt ist man wieder höllisch froh, wenn man aus der unbequemen, anfangs als angenehm empfundenen Position wieder in die stehende Stellung kommen kann. Jeder kennt dieses Phänomen, wenn man glücklich ist, aus einer unbequemen Sitzhaltung wieder in die Senkrechte zu kommen – bis nach längerem Stehen wieder der umgekehrte Wunsch aufkommt!

Nach dem Bauprinzip des Wirbelsegmentes wird auch bei angelehntem Rücken in einem vermeintlich bequemen Sessel in der entlordosierten Stellung ein erhöhter intradiscaler Druck im ventralen Anteil der Bandscheibe erzeugt, der zwangsläufig ein Wandern des Kernes in die dorsalen Strukturen provoziert. Wenngleich in dieser Stellung zwar die Gelenkfacetten den Entlastungseffekt dankbar begrüßen, kommt es gleichzeitig bei dieser Stellung zu einer unliebsamen Protrusionsgefahr des Kernes im dorsalen Bandscheibenabschnitt.

Die günstigste und erholsamste Sitzstellung ist diejenige, in welcher der axiale Belastungsdruck durch das Gewicht des Oberkörpers so klein wie möglich gehalten wird und gleichzeitig die physiologischen Krümmungen der Wirbelsäule beibehalten werden. Optimal sind diese Forderungen nur im Liegen zu erhalten. Je weiter die Wirbelsäule sich zur Senkrechten ohne Änderung der Krümmungsverhältnisse aufrichtet, desto eher kommen die Druckverhältnisse denen im Stehen gleich.

Das Sitzen bei der Arbeit

Nun müssen die meisten Menschen, die tagsüber sitzen, ja auch in dieser Haltung ihre Arbeit verrichten und können sich nicht weit zurücklehnen, um ihre Wirbelsäule dabei zu entlasten. Die aufrechte Sitzposition, etwa die eines Schreibtischarbeiters oder einer Sekretärin, kann somit keine Entlastungsstellung für die Wirbelsäule darstellen. Im günstigsten Fall sind die Belastungsverhältnisse für alle Strukturen, d.h. für Bandscheiben und für die Wirbelgelenke, so groß wie in der stehenden Position. Jede Abweichung von der physiologischen Normalhaltung, etwa in der Hyperextension oder in die Kyphose, führt bei der Lendenwirbelsäule zu Mehrbelastungen entweder

---

Das »Hängen« in den Bändern beim Sitzen ist der Notsitz der Muskelschwächlinge.

der Gelenkstrukturen oder der Bandscheibenstrukturen. Dieser Grundsatz gilt für die Lendenwirbelsäule im Stehen gleichermaßen wie im Sitzen!

Aus diesem und auch aus anderen Gründen haben sich in den letzten Jahren auch Sitzhaltungen, die etwa *Brügger* (3) schon seit vielen Jahren postuliert, zögernd durchsetzen können.

Die Möbelindustrie muß mit ihren Grundbedingungen aber dieser Forderung der physiologischen Sitzhaltung entgegenkommen. Erste Schritte sind durch die Skandinavier gemacht.

Beobachten sie einmal einen ersten Geiger in einem Orchester, wie er auf seinem Stuhl sitzt. Gleiches gilt für den Flötisten. In dieser Position, und nur in dieser, kann er eine optimale körperlich-geistige Leistung aufbringen!

Das Sitzen auf dem Pferd ist der Inbegriff der korrekten Sitzhaltung schlechthin! Nur in dieser Position kann sich der Reiter über Stunden, auch bei Bewegungen seines Pferdes, weitgehend ermüdungsfrei auf seinem Pferd halten. Bei Einnahme einer anderen Haltung, z.B. Hyperextension oder Inklination in der Lendenwirbelsäule, kommt es unweigerlich nach kurzer Zeit zu zunehmenden muskulären oder gelenkbedingten Beschwerden, die auch einen gesunden Reiter zum Absitzen zwingen. Der »korrekte Sitz« beim Reiten erlaubt die geringste muskuläre Anspannung aller beteiligten Muskeln. Befindet sich der Reiter im »Gleichgewicht«, so ist die ökonomischste Haltung auch gleichzeitig die ästhetisch vollkommenste!

Wenn man die oben geschilderte Reithaltung in etwa nachahmt, wird man feststel-

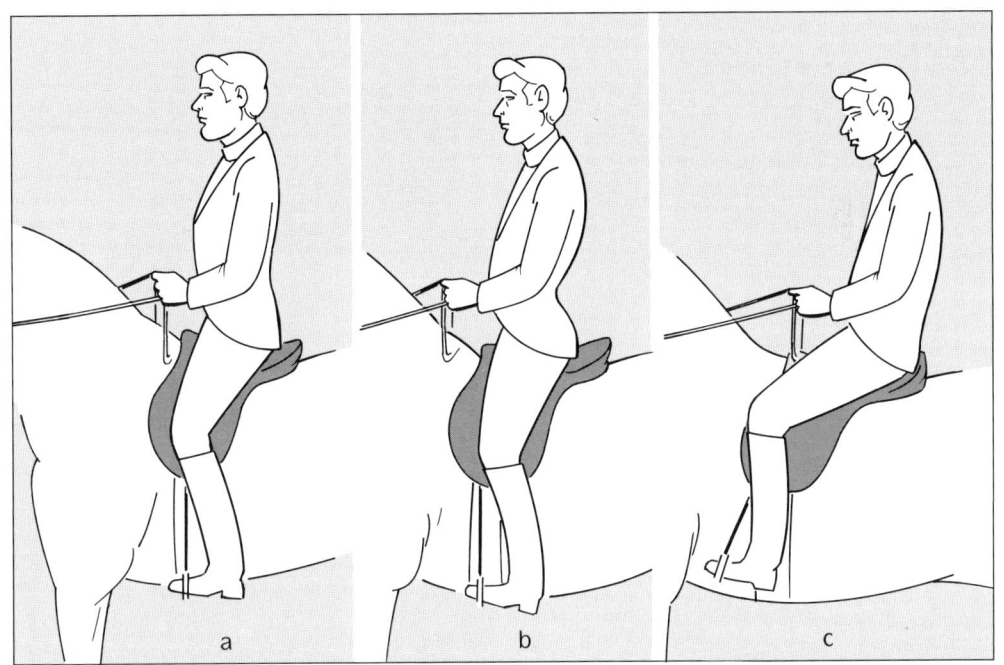

Abbildung 119. »Korrektes« Sitzen auch beim Reiten. a) Korrekter Sitz »physiologische« Lordose der LWS; b) »Spaltsitz« mit Hyperlordose der LWS – falsch; c) »Stuhlsitz« mit entlordosierter LWS – falsch.

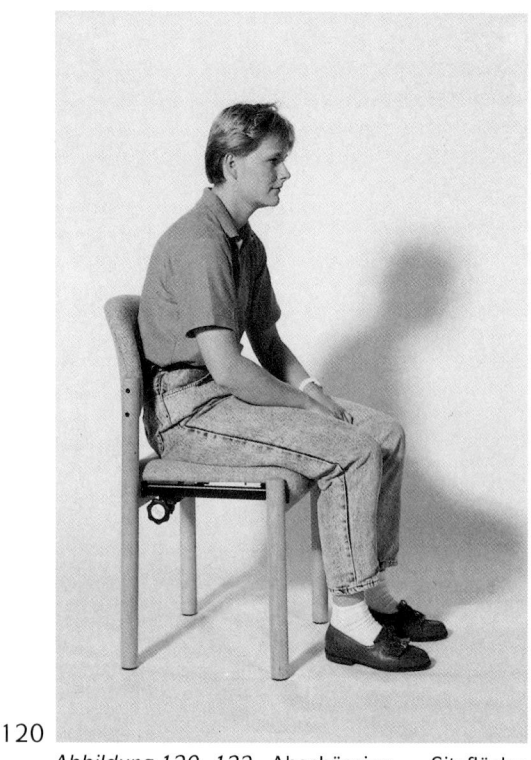

Abbildung 120–122. Abschüssige Sitzfläche begünstigt »korrekte« Sitzhaltung.

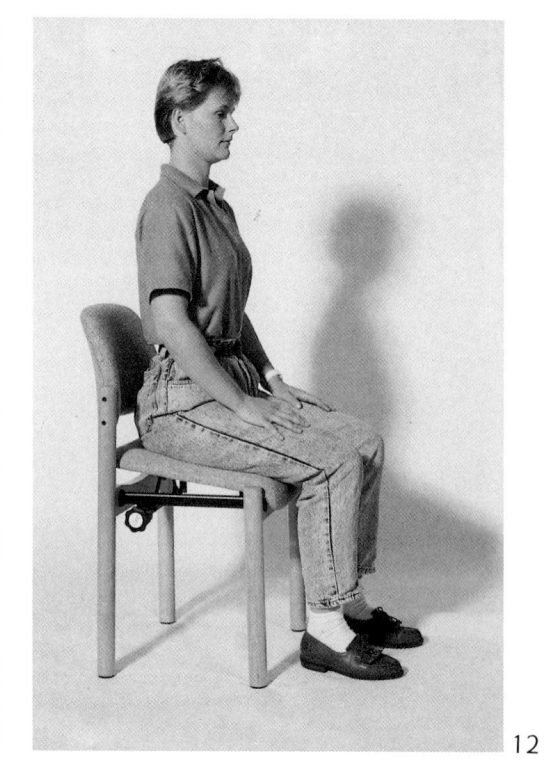

len, daß auch längeres Sitzen am Arbeitsplatz in dieser Position die ermüdungsärmste Sitzposition darstellt.

Die von *Brügger* (3) empfohlene Verwendung eines Sitzkeiles findet seine logische Fortsetzung in der Konstruktion eines Sitzmöbels, bei welchem die Sitzfläche nach vorn abschüssig geneigt ist.

Aus diesem Grunde wurde zusammen mit der Firma *Wiesner-Hager*[1] ein Stuhl entwickelt, der diesen Anforderungen der nach vorne abschüssigen Sitzfläche gerecht wird (der Stuhl ist in einer AHB-Klinik an Hunderten von bandscheibenoperierten Patienten getestet worden).

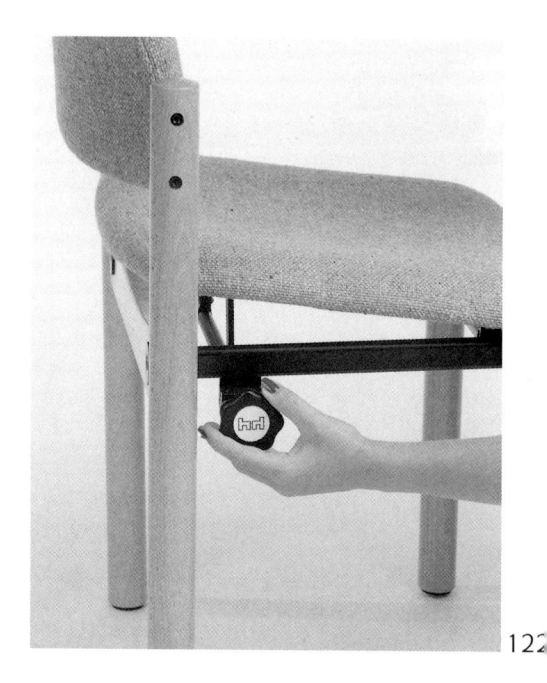

---

[1] Bezugsnachweis: Fa. Wiesner-Hager KG
A-4959 Altheim und D-8000 München 2
Mozartstr. 17

Verfechter einer Sitzhaltung, die der oben geschilderten widerspricht, fordern, daß beim Sitzen die Kniegelenke höher postiert sein sollten als die Hüftgelenke. Diese Haltung zwingt zu einer entlordosierenden Stellung der Lendenwirbelsäule und führt zwangsläufig zu einer Dauerverkürzung der Psoas- und Bauchmuskulatur, außerdem zu erheblichen Störungen der Muskelkette des gesamten Rumpfes. Als ständige Sitzhaltung kann diese keineswegs befürwortet werden!

»Alternatives« Sitzen

Reinhardt (45), Kenner der Sitzproblematik, hat aus den oben angesprochenen biomechanischen Gründen ein völlig vom bisherigen »Sitzen« abweichendes Möbel entworfen, welches als Freizeitstuhl, für Konferenzen, auch für Schulen oder für den Hörsaal konzipiert wurde.

Der »Sitz-verkehrt« wurde nach dem instinktiven Bedürfnis des Menschen entwickelt, einen Stuhl gelegentlich »verkehrt herum« zu benützen.
Der »Sitz-verkehrt« ist kein geeignetes Möbel für Dauersitzen, – ständiges Sitzen ist auf allen Stühlen ungesund –, soll aber den Sitzalltag durch eine Sitzalternative bereichern (Motto: Häufiger Schuhwechsel hält bekanntlich Füße gesund!). Im »Sitz-verkehrt« sitzen Sie »fest im Sattel«.

Abbildungen 123–124. Durch Abspreizen und Absenken der Oberschenkel wird die Aufrichtung des Beckens erreicht. Die Beckenbalance auf den Sitzbeinknochen gewährleistet die normale Form der Wirbelsäule sowie die ausgewogene, energiesparende Muskeltätigkeit der Rumpfmuskulatur. Dem muskulär stabilisierten Rumpf dient als Entlastung die Lehne, die sich im Gegensatz zum traditionellen Stuhl vorne befindet. Durch Ablage der Unterarme auf der abgeschrägten Abstützfläche der Vorderlehne bleiben Schulter- und Nackenmuskeln entspannt.

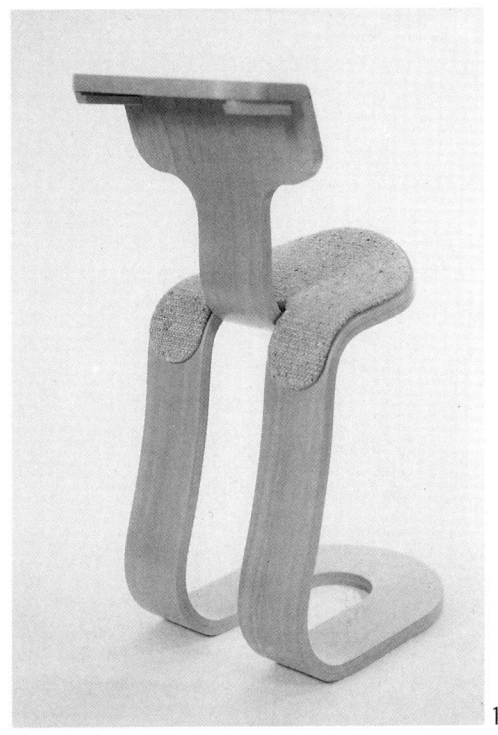

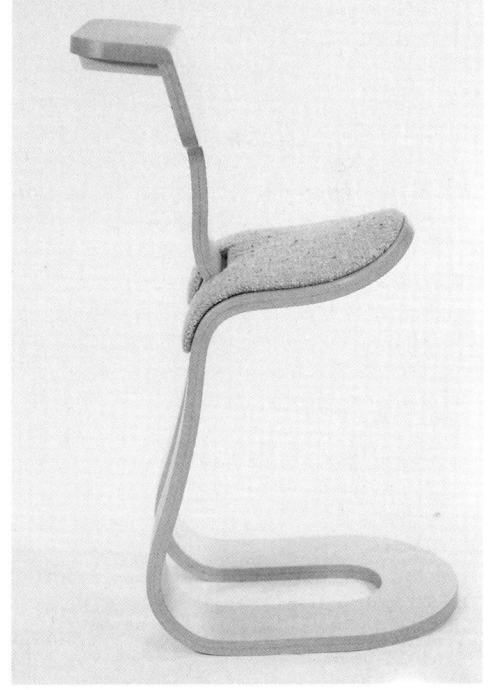

Der »Sitz-verkehrt« dient dem Schüler als Lese- und Lernstuhl, dem Büromenschen als ergonomische Sitzalternative, dem Fernsehzuschauer als unkonventionelles Sitzmöbel, dem Bücherwurm als Lesestuhl. In der ärztlichen Praxis, beim Krankengymnasten und Physiotherapeuten findet der »Sitz-verkehrt« Verwendung als Behandlungsstuhl.

Der »Sitz-verkehrt« ist vom Orthopäden konzipiert und bietet folgende medizinischen Hintergründe: Durch Abspreizen und Absenken der Oberschenkel wird die Aufrichtung des Beckens erreicht. Die Beckenbalance auf den Sitzbeinknochen gewährleistet die normale Form der Wirbelsäule sowie die ausgewogene, energiesparende Muskeltätigkeit der Rumpfmuskulatur. Dem muskulär stabilisierten Rumpf dient als Entlastung die Lehne, die sich im Gegensatz zum traditionellen Stuhl vorne befindet. Durch Ablage der Unterarme auf der abgeschrägten Abstützfläche der Vorderlehne bleiben Schulter- und Nackenmuskeln entspannt.

Der Mensch als »dynamisches System« sitzt vermutlich auf einem dynamischen Stuhl besser als auf einem starren Gebilde. Aus diesem Grunde wurde eine Pendelmöglichkeit des Stuhles nach vorne ermöglicht. Beim spielerischen Pendeln überträgt sich ein Teil der Körperlast auf Beine und Füße. Muskeln und Gelenke der Beine und Füße sollten sich ständig bewegen. Bewegung ist für die Gelenke Gelenkschutz; die Muskelbetätigung, insbesondere der Fuß- und Wadenmuskeln, entstaut die Beine und beugt Venenkomplikationen vor.

Richtiges Sitzen im Auto

Aus dem oben Gesagten geht hervor, daß die günstigste entlastende Stellung für die Lendenwirbelsäule diejenige in der liegenden Position darstellt. Nur kann man in dieser Stellung kein Auto fahren. Man muß sich also zwischen der senkrechten Stellung des Rumpfes und der liegenden einen Kompromiß in der Rücklage suchen, die allen Bedingungen des Führens eines Autos optimal gerecht wird. Die häufig geforderte Rückneigung des Oberkörpers von 30–40 Grad halte ich für zu stark geneigt. Sie ist zwar für den Rücken entlastend, bringt aber für die Kopfstellung und die damit verbundene Anspannung der Nackenmuskeln erhebliche Probleme mit sich.

Das Geradeausblicken beim Autofahren induziert über propriozeptive Reize auch die Stellung des Kopfes in den Kopfgelenken (Fazilitation). Fährt man mit einem zu weit nach hinten geneigten Oberkörper, so kommt es zwangsläufig zu einer stärkeren Flexionsstellung der Halswirbelsäule, die sich in erheblichen muskulären Verspannungen auswirkt. Erfahrene Rallyefahrer sitzen seit Jahren schon nicht mehr in der früher propagierten »halbliegenden Stellung«, sondern fahren fast mit aufrechtem Oberkörper. In dieser Position muß allerdings genügend Abstand zwischen Oberkörper und Lenkrad sein, so daß die Arme eine fast ausgestreckte Position einnehmen.

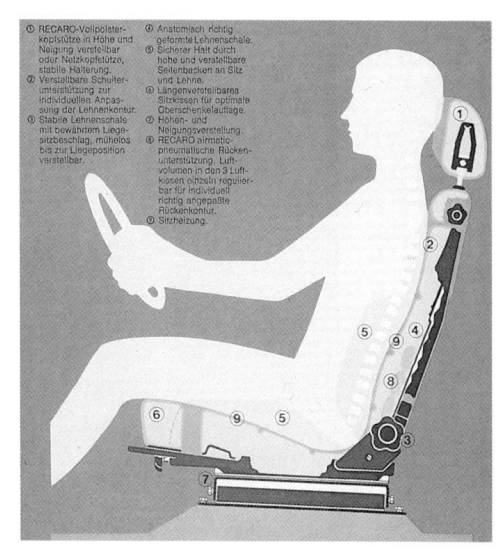

Abbildung 125. »Korrektes« Sitzen am Lenkrad eines Autos.

Daß die Lendenwirbelsäule durch eine eingebaute Pelotte in der physiologischen Lordose unterstützt wird, versteht sich bei einem guten Autositz von selbst. Je nach individueller lordotischer Einstellung der Lendenwirbelsäule sollte man zusätzlich noch die Abstützung (Lendenpelotte) verstellbar gestalten, wie dies der führende Hersteller von Autositzen[1] in Deutschland bereits seit Jahren verwirklicht hat. Wenn zusätzlich die eingebaute Pelottenstärke während der Fahrt durch einen minimalen Handgriff verändert werden kann, so induziert diese Minimalveränderung (Spannungsänderung der Rückenstrecker) wiederum über veränderte propriozeptive Afferenzen Spannungsänderungen über Efferenzen in der Streckmuskulatur, so daß erfahrungsgemäß selbst nach längerem Autofahren keine Rückenschmerzen mehr auftreten.

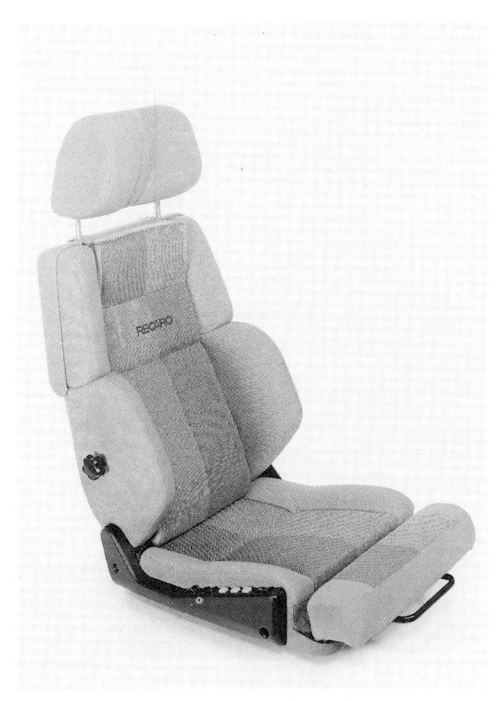

Abbildung 126. Optimaler Autositz.

---
[1] Fa. *Keiper Recaro* GmbH & Co
Postfach 1551
D-7312 Kirchheim-Teck

17. Richtiges Liegen

In den letzten Jahrzehnten hat sich insbesondere im mitteleuropäischen Raum vermutlich aus modischen Aspekten die Bettkantenhöhe in Richtung auf den Fußboden verlagert. Obwohl die Menschen in den letzten Jahrzehnten bekanntlich im Durchschnitt größer geworden sind, haben die Möbeldesigner Sitz- und Schlafmöbel so konzipiert, daß man sich beim Hinsetzen und beim Hinlegen schon als Gesunder schwer tut, erst recht, wenn man Rückenprobleme hat! In Skandinavien hat man auch heute noch in der Regel hohe Bettgestelle, die das mühelose Ein- und Aussteigen garantieren. (Wie praktisch ein hohes Bett mit darunter befindlichem Bettkasten für alle möglichen Utensilien ist, weiß derjenige zu schätzen, der jemals in einem solchen Bett schlief!)

Die alte Vorstellung über eine Bandscheibenmatratze

Gelobt sei, was hart macht! Überlieferte Vorstellungen über Drill und Härte, Selbstzucht und Abscheu vor jeder Verweichlichung feiern noch heute fröhliche Urstände in Deutschland. Die Vorstellung der Askese reicht bis in unser Schlafzimmer! Nirgendwo in der Welt, wie gerade in Deutschland, wird seit Jahrzehnten propagiert, daß die härteste Matratze auch die beste sei. Die Industrie hat sich erst in den letzten Jahren mühsam von dieser Vorstellung befreien können, nachdem sie selbst jahrelang auf der Welle der »harten Bandscheibenmatratze« geritten ist.

Erfahrene Kenner der Kausalkette: Wirbelsäule – Bandscheibe – Fehlhaltung und daraus resultierende Beschwerden, so z.B. *Brügger* (3) in Zürich und *Mc Kenzie* (34) in Australien, haben schon seit Jahren erkannt, daß die physiologische Lordosierung der Lendenwirbelsäule in gleicher Ausprägung wie beim Stehen auch beim Sitzen und im Liegen die optimale Haltung darstellt. Je härter die Unterlage beim Schlafen ist (im Extremfall das Liegen auf dem blanken Fußboden), um so eher werden die prominenten Körperpartien, z.B. das Kreuzbein und die Schulterregion, einer punktuellen Druckbelastung ausgesetzt. Ist dagegen die Matratze bis zu einem gewissen Grad nachgiebig und schmiegt sich der Körperoberfläche überall gleichmäßig an, so garantiert dies eine weitgehend gleichmäßige Druckverteilung sämtlicher Körperpartien. Diese Tatsache ist der Garant für ein wirklich komfortables Liegen. Der Komfort ist hier nicht gleichzusetzen mit Verweichlichung! Nur der Komfort garantiert eine ungestörte Nachtruhe und Erholung für alle Strukturen des Rückens.

Die harte Matratze ist eine unausrottbare Foltermethode für den Rückenpatienten.

Ursachen für unbequemes Liegen

In der Regel wechselt der Schlafende während der Nacht häufig seine zunächst eingenommene Schlafposition. Die Ursache für das Wechseln sind Druckreize auf die Nozizeptoren der Haut. Die Afferenzen haben den Zweck, ein Umdrehen des Körpers herbeizuführen, um die belastete Hautpartie nunmehr zu entlasten. Bei ungestörtem Reflexmechanismus geschieht dies zu einem Zeitpunkt, wo die Schmerzschwelle noch so niedrig ist, daß sie noch nicht zum Bewußtsein vordringt und der Schlafende nicht aufwacht. Somit ist erklärlich, daß ein bewegungsfähiger, motorisch nicht gestörter Mensch in Abhängigkeit von der Unterlagenhärte – ohne aufzuwachen – sich während des Schlafes mehrfach umdreht. Ist die Unterlage äußerst komfortabel und den Körperformen weitgehend angepaßt, so werden nur sehr wenige Lagewechsel vorgenommen. Bei sehr harter Unterlage sind dagegen die Lagewechsel wesentlich häufiger. Die zum Teil wegen der entstehenden Überschreitung der Schmerzschwelle zum Bewußtsein vordringenden Afferenzen unterbrechen dabei den Schlaf.

Wer als Gesunder jemals notgedrungen auf einem festen Boden schlafen mußte, kennt das Phänomen, daß man zwar schlafen kann, daß man aber wegen der auftretenden Druckschmerzen an den belasteten Körperpartien ständig die Lageposition wechseln muß und sich am nächsten Morgen »wie gerädert« fühlt. Der Rückenschmerzpatient, der bei jedem Umdrehen des Körpers naturgemäß Rückenschmerzen verspürt und deswegen leicht aufwacht, ist natürlich dankbar dafür, daß er eine komfortable Unterlage vorfindet, auf welcher er sich möglichst wenig umdrehen muß.

Eine harte, unnachgiebige Matratze, wie sie bisher leider noch als optimale Bandscheibenmatratze häufig propagiert wird, setzt die prominenten Körperpartien zwangsläufig einem höheren Anpreßdruck aus als die übrigen Körperpartien.

Die Forderung einer funktionsgerechten Matratze geht heute also zusammengefaßt nach den neuesten Erkenntnissen dahin, daß der Rumpf im Liegen so weich gepolstert aufliegen muß, daß er nicht einseitig punktuell überlastet wird und andererseits kein Hängematten-Effekt entsteht. Diese beiden Postulate münden in die Konstruktion einer Bandscheibenmatratze, die man heute in guten Fachgeschäften kaufen kann.

Das »neue« Auflagesystem

Ich habe in den letzten Jahren in einer AHB-Abteilung für rückenoperierte Patienten ein besonderes Auflagesystem eingesetzt.[1] Hierbei handelt es sich um die oben beschriebene Grundforderung einer nachgiebigen Matratze in Verbindung mit einem simplen, aber effektiven Traktionseffekt durch nach oben und unten abweichende Lamellen (siehe Abbildung 127).

Dieses Auflagesystem hat neben dem erstgenannten Vorteil der nachgiebigen Oberflächenbelastung die zusätzliche Eigenschaft, durch geringe, aber wirksame Traktionskräfte eine bessere und schnellere Entlastung der Bandscheiben während der Liegephase zu gewährleisten. Der intradiscale Druck wird durch den zusätzlichen Traktionseffekt vermindert, was die Erholungsphase für die Bandscheibe verkürzt.

Falls man auf eine harte Unterlage aus finanziellen oder anderen Gründen zunächst nicht verzichten kann, so ist eine Unterpolsterung der hohlliegenden Körperpartien mit einem kleinen Kissen eine brauchbare Hilfe (3, 35).

---

[1] *THER-O-PEDIC*
Kurt Kienlein
Ludwigstr. 10
D-8505 Röthenbach/Pegnitz

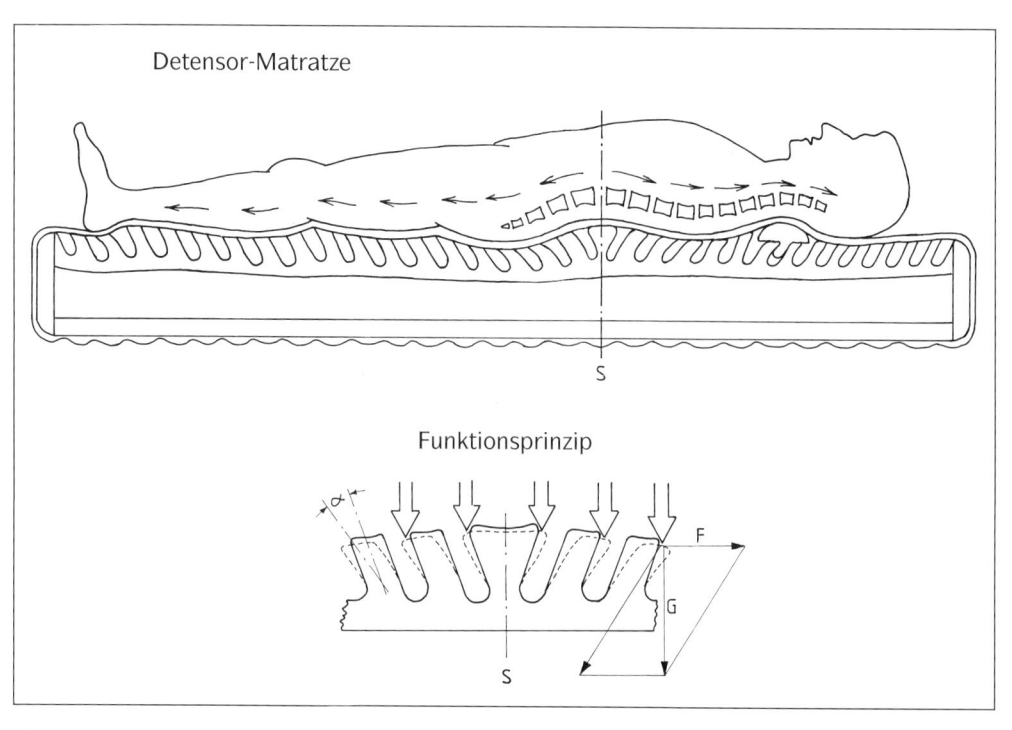

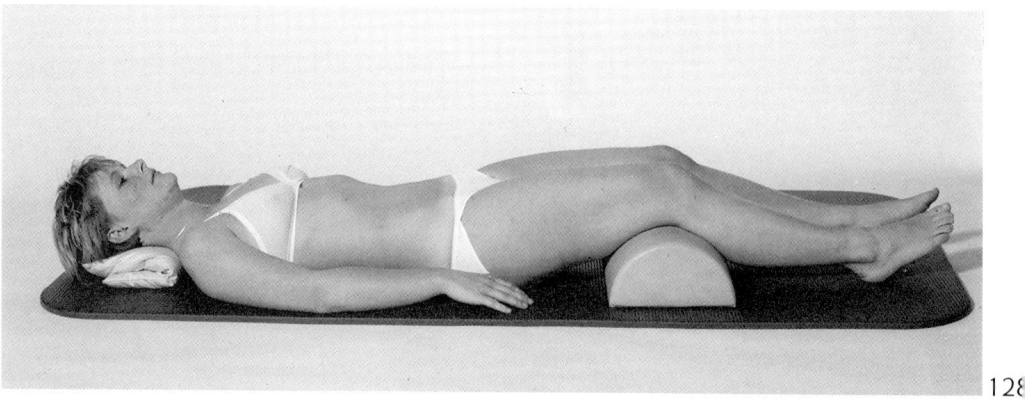

Detensor-Matratze

Funktionsprinzip

S

128

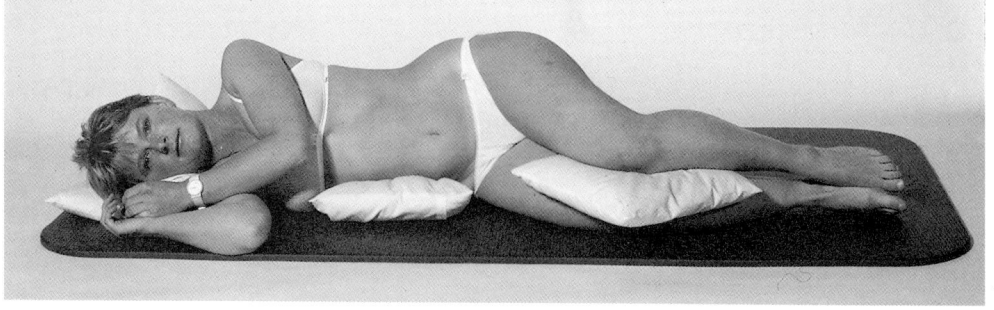

129

120

◁ *Abbildung 127.* Das neue Auflagesystem.

Abbildungen 128–129. Richtige »Unterpolsterung« im Liegen bewirkt Entlastung und Schmerzlinderung.

In Seitlage sollte bei Schmerzpatienten ebenfalls eine gute Unterpolsterung der Knie erfolgen.

Schließlich ist die gute Nackenunterstützung durch ein nicht zu weiches Kissen unbedingt erforderlich, insbesondere bei älteren Menschen. Hier hat sich ein verformbares, mit Hirsespreu gefülltes rechteckiges Kissen als optimale Unterlage für den Nacken bewährt.

18. Der rehabilitierte Patient, für immer geheilt?

Gehen Sie davon aus, daß der bandscheibenoperierte Patient die Anschlußheilbehandlung in der Form abgeschlossen hat, wie ich sie als optimal ansehe. Er wird in der Regel dann kurz darauf wieder in der Lage sein, seiner beruflichen Tätigkeit nachzukommen; es sei denn, er hat einen Beruf gewählt, der durch ungünstige Körperhaltungen auch für Gesunde einen erneuten Bandscheibenschaden provoziert, etwa Staplerfahrer (die in extremer Rotation der Wirbelsäule auf ungefedertem Fahrzeug täglich mehrere Stunden zubringen) und Pflasterer (die auf ihrem Einbeinhocker kauernd täglich mehrere Stunden die schweren Pflastersteine aufheben und in der Vorhalte mit einem schweren Hammer festklopfen müssen).

Je weiter die Operation und die anfängliche Ängstlichkeit für Bewegungen im Lendenwirbelsäulenbereich zurückliegen, desto sicherer fühlt sich der ehemalige Patient in seinem Alltag. Statistisch gesehen zeigt sich, daß nach normal verlaufender postoperativer Phase die Chance, wieder an einem erneuten Bandscheibenvorfall zu erkranken, für den Erstoperierten nicht größer ist als für die gleiche Person vor dem ersten Eingriff. Dies bedeutet, daß es typische »Bandscheibenschwächlinge« gibt, die äußerlich durchaus Muskelprotze sein können, aber bei jeder Kleinigkeit ihre akute Lumbo-Ischialgie bekommen. Daß ein solcher Patient natürlich eher bei einer Haltungskonstanz oder bei anderen Fehlern wieder zum erneuten Bandscheibenpatient wird, ist verständlich. Zwangsläufig ergibt sich daraus die Forderung, daß auch der rehabilitierte, beschwerdefreie Patient eine Wirbelsäulenprophylaxe betreiben muß.

Nur mit der Kenntnis über die Möglichkeit des Entstehens von erneuten Störungen kann der Rückenpatient in vielen Fällen Rezidive vermeiden, ohne auf körperliche Aktivität oder sportliche Lebensführung zu verzichten. Die Prophylaxe und die Schulung dieser Verhaltensweisen wird im nächsten Kapitel besprochen.

19. Die »Rückenschule«

Begriffsbestimmung

Wie das Wort »Rückenschule« schon vom Wortinhalt her veranschaulicht, handelt es sich hierbei um etwas Lehr- und Lernbares. Ähnlich wie in der kindlichen Schulzeit gibt es auch in der Rückenschule einen Beginn für Anfänger mit dem kleinen Einmaleins bis hin zur »höheren Schule«.

Ursprünglich ist ja die stationäre Behandlung eines bandscheibenoperierten Patienten naturgemäß mit einer Rückenschulung verbunden. Gemeint ist damit das Bemühen des Krankengymnasten, nicht nur die bestehenden postoperativen Beschwerden zu beseitigen, sondern auch ein Programm zur Vorbeugung anzubieten, in welchem der Betreffende lernen soll, alte Fehler zu vermeiden, um nicht wieder ein »neuer« Bandscheibenpatient zu werden. Aus dem Bemühen, dem Rückenpatienten seine seit Jahrzehnten gewohnten Bewegungs- und Haltungsfehler bewußt zu machen und auszumerzen, ist eine klar definierte Haltungsschulung hervorgegangen. Die »Rückenschule«, ausgehend von Skandinavien und den Vereinigten Staaten, ist Anfang bis Mitte der achtziger Jahre auch nach Deutschland gekommen.

Die Rückenschule ist eine Übersetzung des englischen Begriffes »back school«. Neu an der Rückenschulentwicklung ist lediglich die Tatsache, daß man die Schulung nicht nur für operierte Patienten als notwendig ansieht, sondern auch für alle chronischen Rückenschmerzpatienten und schließlich als Primärprävention für Menschen ohne Rückenschmerzen.

Die Rückenschule und die Intentionen selbst sind im Grunde genommen simpel und basieren allesamt auf der Vorstellung, daß alle Bewegungen und Haltungen im täglichen Leben, in der Freizeit, auch im Sport ein Minimum an Störfaktoren für die Wirbelsäule darstellen sollen. Für einen unbedarften Leser mag diese Forderung überflüssig erscheinen, da man eigentlich annehmen müßte, daß jede normale Alltagsbewegung »korrekt« und ohne schädliche Einwirkungen auf die Wirbelsäule durchgeführt wird. Weit gefehlt! Die Hauptfehler entstehen durch Bequemlichkeit und durch das Unvermögen, die eigentlich sinnvoll funktionierenden Muskeln des Rumpfes richtig, d.h. mit dem geringsten Energieaufwand und den geringsten Störeinwirkungen auf die entsprechenden Strukturen, einzusetzen.

> Rückenschule ist das Vermitteln und Lernen von Verhaltensweisen, die der Wirbelsäule zu jeder Stunde zugute kommen.

Die Deutsche Gesellschaft für Orthopädie und Traumatologie (DGOT) hat in ihrem Arbeitskreis: »Degenerative Wirbelsäulenbeschwerden« inzwischen klar definierte Richtlinien bzw. Empfehlungen über die Zielsetzung und Durchführung der Rückenschule erarbeitet. (Vorsitzender des Arbeitskreises ist Herr *Prof. Dr. J. Krämer,* Direktor der Orthop. Univ.-Klinik Bochum.)

Das Stehen

Betrachten Sie sich auf einer Cocktail-Party verschiedene Gäste, in welcher Art und Weise sie zu stehen pflegen! Sie können dabei beobachten, daß nur ein kleiner Teil der Menschen die stabilisierenden Muskeln des Rumpfes auch einsetzt. Die meisten »hängen sich in die Bänder«. Diese vermeintlich saloppe Stehhaltung führt, wenn sie zur Gewohnheit wird, zwangsläufig zur Verkleinerung des sternosymphysalen Abstandes und auf dem Weg der entstehenden Muskeldysbalance zur Hyperlordose, Glutaeus-Insuffizienz und Rekurvationsstellung der Kniegelenke. Kein Mensch wird sich über längere Zeit wie ein Gardeoffizier in Hab-acht-Stellung halten können, ohne muskuläre Beschwerden zu bekommen. Die ständige Muskelanspannung fordert nach einer gewissen Zeit eine Entlastungshaltung. Also wird man gerne mal das eine, mal das andere Bein als Standbein benutzen und die statische Muskelarbeit auf die Haltebänder übertragen wollen. Gegen eine solche kurze Entlastungspause für die Muskeln ist ja auch gar nichts einzuwenden. Nur haben die meisten Menschen verlernt, die aktive Muskelarbeit der Rumpfaufrichtung mit ökonomischer Gleichgewichtsverteilung auch zu praktizieren!

Die erste Aufgabe, also das »kleine Einmaleins« bedeutet in diesem Fall, dem Schüler (so will ich den Rückenschulpatienten hier nennen) zu vermitteln, wie es überhaupt aussieht, wenn man korrekt steht.

Der Lehrer demonstriert die einzelnen Haltungsmöglichkeiten, der Schüler kommt schließlich im Nachahmen selbst zu dem Erlebnis, gerade, d.h. korrekt, zu stehen. Dieses für viele Menschen neue »Körpergefühl« muß immer wieder neu als Engramm gesetzt werden, wobei immer wieder Korrekturen durch den Therapeuten erforderlich sind. Hier zeigt sich schon, daß einzelne Menschen von sich aus annähernd oder perfekt die korrekte Stellung einnehmen, andere dies nur mit großer Mühe, je nach gewohnter »Grundhaltung«.

Das Erkennen und das »an sich fühlen« dieser Grundhaltung ist eines der wichtigsten Erlebnisse und Erfahrungen für den jungen Rückenschüler. Überhaupt müssen alle späteren Bewegungsabläufe und Übungen weniger verstandesmäßig begriffen, als vielmehr körperlich erfühlt und erfahren werden. Die vielen Hilfsübungen zu dieser Haltungsschulung kann man nicht oder nur bedingt durch Abschauen und durch Bilderanschauen erlernen. Man muß die Muskelspannungen und Dehnungsreize am eigenen Körper erfühlen und schließlich auch als angenehm akzeptieren!

Alltagsbewegungen

Der nächste Schritt nach dem richtigen Stehen ist die *Bewegung.* Aus der Haltung entsteht durch Positionswechsel die Bewegung. Die fortgesetzte Bewegung ist schon vom Sprachbegriff her die »Fortbewegung«. Diese kann dynamisch, etwa als Gehen, aufgefaßt werden, aber auch als Bewegung aus dem Stand in Form des Rumpfbeugens bzw. des Sichhinsetzens. Die beiden letztgenannten Bewegungen sind wesentlich korrekturbedürftiger für den Schüler als das Gehen. Hier werden die meisten Fehler gemacht, die sich schmerzhaft auf Strukturen der Wirbelsäule auswirken.

Das Bücken

Das Bücken nach einem Gegenstand, etwa einem fallengelassenen Briefumschlag, geschieht meist aus dem Rücken bei gestreckten Knien. Dieser Bewegungsablauf erscheint für einen rückengesunden Menschen ökonomisch, so daß normalerweise kein Mensch auf die Idee käme, beim Bük-

ken nach einem so kleinen Gegenstand in die Kniebeuge zu gehen.
Nur der unter Rückenschmerzen leidende Patient, bei dem jede Bewegung des Rückens Schmerzen verursacht, wird auch beim Bücken nach einem leichten Gegenstand wegen seiner Rückenschmerzen lieber die Lendenwirbelsäule weitgehend gestreckt halten und die Bewegung aus den Knie- und Hüftgelenken heraus durchführen. Die Schulung, d.h. das Bewußtmachen der schonenden Bewegung, liegt also darin, seit Jahrzehnten gewohnte *Bewegungsstereotypien* abzubauen. Es kommt darauf an, daß das Bewegungsmuster Bücken, egal, ob ein leichter oder ein schwerer Gegenstand aufgehoben werden soll, immer nach dem gleichen Prinzip erfolgen muß.
Die Angewohnheit, sich zunächst nur aus dem Oberkörper bei gestreckten Beinen zu bücken, muß ein für alle mal aus dem unterbewußten Bewegungsablauf eliminiert werden. Dazu bedarf es nicht nur zehn oder fünfzig Bewegungsübungen, sondern es bedarf eines ausgefeilten Trainingsprogrammes mit hunderten von Repetitionen, bis dieser Bewegungsablauf extrapyramidal gebahnt ist (vgl. Abbildungen 130 und 131).

Das Hinsetzen

Die gleichen gedanklichen Schritte betreffen das Hinsetzen auf einen Stuhl und das Wiederaufstehen. Auch hier werden üblicherweise falsche Bewegungsmuster eingesetzt, die einem Rückengesunden zunächst gar nicht einleuchten.
Das Ziel einer Bewegungsschulung in unserer Rückenschule soll ja sein, alle Bewegungen so durchführen zu lassen, als wäre der Schüler ein Patient mit einem drohenden Diskusprolaps, der sich jeden Augenblick einklemmen könnte.
Den meisten neuen Schülern kommt die Erziehung zur stabilen Einstellung der Lendenwirbelsäule in der Rückenschule maßlos übertrieben vor. Mit Recht fragen sie, ob man denn der Wirbelsäule mit ihren vielen Bewegungsmöglichkeiten und eingebauten Sperrmechanismen nicht zutrauen könne, sich in ihren gebotenen Möglichkeiten so zu bewegen, wie es die Natur eigentlich vorsieht. Die Antwort hierauf läßt sich nur aus der Erfahrung geben: Normalerweise ist eine Bewegung in den erdenklichen Richtungen und Ausmaßen der Wirbelsäule ungefährlich. Ungefährlich aber nur, wenn die Bewegung nicht zur stereotypen Dauerbelastung wird. In einem solchen Fall, wie in vielen Berufen, kommt es zu dem schädlichen Wiederholungsfaktor. Addiert sich dazu noch ein Störfaktor, wie etwa kalter Luftzug oder falsch eingesetztes Gewicht

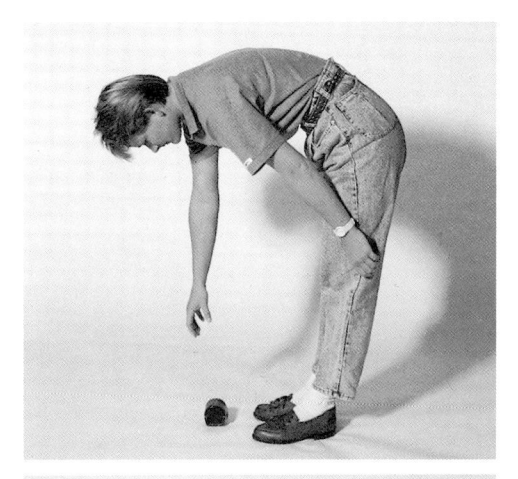

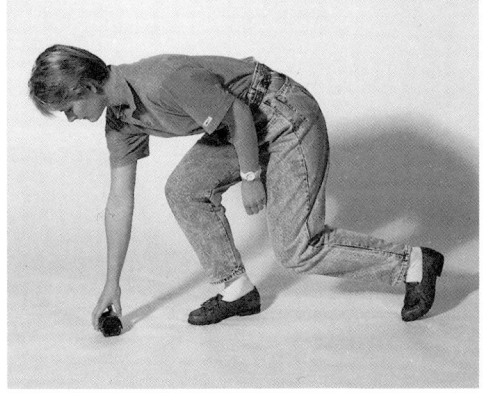

Abbildungen 130–131. »Falsches« und »richtiges« Bücken.

des zu greifenden Gegenstandes, um nur zwei der möglichen Störmechanismen zu nennen, so ist die Belastungsfähigkeit des Bewegungssegmentes überfordert. Die eben genannten Störfaktoren kann man niemals voraussehen oder eliminieren, lediglich die Grundhaltung der Wirbelsäule kann man prophylaktisch so wählen, daß diese Grundhaltung nicht als Hauptstörfaktor überhaupt wirken kann.

Die Rückenschule wird im weiteren Verlauf neben dem Erkennen von Haltungs- und Bewegungsmustern nicht darauf verzichten können, bestimmte Muskelgruppen ihrer normalen Funktion zuzuführen.

Die Hohe Schule

Wie bereits in früheren Kapiteln dargelegt, bestehen bei vielen Menschen, auch bei vermeintlich Gesunden, Muskeldysbalancen des Rumpfes. Diese zu erkennen, ist zunächst Aufgabe des Therapeuten. Jetzt

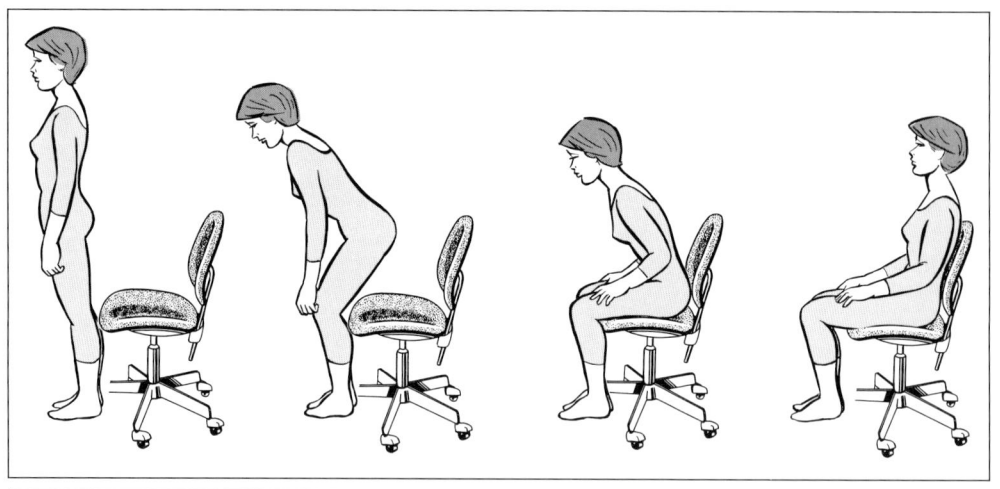

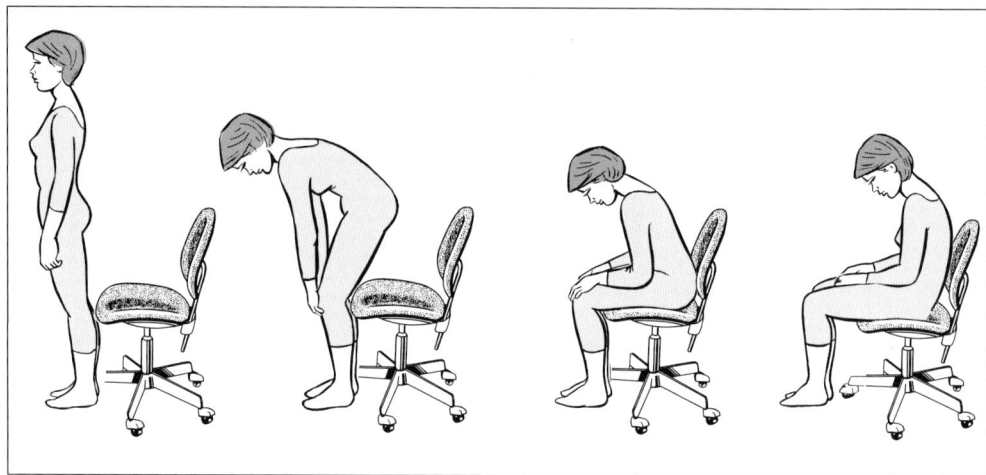

Abbildung 132–133. »Richtiges« und »falsches« Hinsetzen auf einen Stuhl (modifiziert nach *Reinhardt*).

kommt es darauf an, verkürzte Muskelstrukturen durch Dehntechniken wieder ihrer Grundfunktion zuzuführen und die geschwächten Muskelgruppen zu kräftigen.
Hierzu gibt es eine Fülle an Möglichkeiten und Übungen, Dehnungen und Kräftigungen getrennt oder gemeinsam durchzuführen. Man kann diese Übungen in schonender Form mit und ohne Gerät bzw. Hilfsmittel durchführen. Die in den letzten Jahren entwickelten *Sequenzgeräte* nach *Evjenth* oder die *Trainingstherapie* nach *Gustavsen* sind dabei eine wertvolle Ergänzung.
Die letztgenannten Trainingsgeräte sind schon aus Kostengründen in aller Regel größeren Instituten oder Kliniken vorbehalten. Alle anderen Behandlungsstätten, in welchen eine Rückenschule auch für ambulante Rückenleidende angeboten werden, kommen im allgemeinen auch ohne solche Geräte aus.
Die Rückenschulen vermitteln in ihrer Gesamtheit nicht nur das richtige Verhalten bei statischen und dynamischen Bewegungsabläufen im Alltag, sie vermitteln gleichzeitig auch die richtigen, gefahrlosen Bewegungsabläufe, die schließlich auch wieder in eine aktive sportliche Lebensführung münden.

20. Der Rückenpatient und Sport

Gängige Vorstellungen über Nutzen und Schaden sportlicher Ambitionen

Der Krankengymnast steht häufig im Kreuzfeuer der Meinungen der Ärzte und sportlichen Ambitionen seiner Patienten. Häufig werden Sportarten aus Unverständnis oder Unkenntnis der Technik von vielen Ärzten von vornherein verdammt. Andererseits verspürt der Rückenpatient bei Ausübung seiner Lieblingssportart aber keinerlei Beschwerden, was die Verwirrung kompliziert. Schließlich empfiehlt oder verordnet der Arzt vielleicht Sportarten, die der Betroffene aus persönlichen Gründen gar nicht ausüben möchte und daher auch keinen eigenen Antrieb zur Durchführung dieser Disziplin hat.

Bei der Frage der sportlichen Aktivität unserer Patienten gehe ich davon aus, daß wir hier nicht den professionellen Sport, sondern den aus Freude im Alltag betrachten. Die Tatsache, daß ein Rückenpatient überhaupt sportliche Ambitionen zeigt, ist ein so enorm wichtiger Faktor für das rehabilitative Denken, daß Restriktionen und Bedenken gegenüber der sportlichen Aktivität nur mit äußerster Sorgfalt und Zurückhaltung vorgebracht werden dürfen! Die Ausübung des Sportes an sich ist ja Wille und Demonstration von Lebensfreude. Sie ist der Versuch, sich körperlich zu aktivieren, seine Leistungsfähigkeit nicht nur konstant zu halten, sondern sich dabei auch zu steigern. Diese Motive sind für einen Rückenpatienten so wertvoll, daß wir, d.h. die Therapeuten, sie nach besten Kräften unterstützen müssen.

Wenn wir überhaupt eine steuernde Funktion bei der Auswahl von verschiedenen Sportarten vornehmen sollen und dürfen, so betrifft dies nur die Fälle, in denen der sportausübende Patient aus falschem Ehrgeiz, aus falscher Vorstellung über seine sportlichen Möglichkeiten oder – weil es gerade Mode ist – sich Sportarten ausgesucht hat, die seinem Konstitutionstyp und seinen körperlichen Gegebenheiten widersprechen.

Ein ganz wichtiger Faktor ist auch bei der Sportausübung die Tatsache der Schmerzentstehung und -verarbeitung. Der Schmerz als Antwort auf eine Störung und als Warnsymptom für eine Diskrepanz der Belastung und Belastbarkeit wird meist nicht ernst genug genommen, weder vom Betroffenen noch von vielen Trainern. »Reiß dich mal zusammen«, »zeig doch mal Härte«, das sind häufig gehörte Sätze, die von außen auf den Sportler einwirken und die er sich auch selbst häufig sagt.

»Der Schmerz, bellender Wächter der Gesundheit« verliert dann seine Funktion als Regulans, wenn er nicht ernst genommen wird. Der Freizeitsportler genauso wie der Profisportler sollten aber speziell heutzutage vielmehr durch Aufklärung, durch Trainer und Vorbilder in den einzelnen Vereinen wieder für diese hervorragend funktionierende Warnmöglichkeit des Organismus sensibilisiert werden!

> Der sporttreibende Rückenpatient muß für seinen Schmerz sensibilisiert werden.

Die einzelnen Sportarten

Kommen wir nun zu den einzelnen Sportarten, die ich im wesentlichen in der Reihenfolge der Häufigkeit und Beliebtheit kurz streifen möchte und welche ich lediglich hinsichtlich der Wirbelsäulenbeanspruchung beurteile.

Schwimmen:
Insgesamt zu empfehlen, da das tragende und entlastende Moment des Wassers in Verbindung mit einer allgemeinen muskulären Aktivität sich in der Regel günstig auswirkt. Bei Beschwerden der Wirbelgelenke, beim Baastrup-Syndrom und bei der Hypermobilität der Lendenwirbelsäule ist das Brustschwimmen durch die eingenommene Hyperlordose eher ungünstig. Auch ist beim Brustschwimmen die extreme Reklinationshaltung der Halswirbelsäule in vielen Fällen schmerzhaft. Empfehlenswert ist hier das Kraulen, Seitschwimmen, noch besser das Rückenschwimmen. Wassertemperatur beachten! Unterkühlungsgefahr der Muskulatur infolge der nassen Haut nach dem Baden ist nicht zu unterschätzen!

Fazit:
Brustschwimmen bedingt empfehlenswert, Kraulen und Rückenschwimmen sehr empfehlenswert.

Laufen:
Das Laufen, die »zweite Gangart« nach dem Gehen, erfordert eine höhere Aktivierung der Stabilisierungsfunktionen der Wirbelsäulen- und Rumpfmuskulatur und bezieht noch stärker als beim Gehen die Muskulatur der oberen Extremitäten mit ein. Das Laufen unterstützt die discoligamentäre Spannungsbalance des Bandscheibenapparates und entlastet die Ligamente. Daneben ist dieser Sport weitgehend neutral, d.h. konstitutionell weitgehend ungebunden. Wichtig ist dabei die Empfehlung von richtigen Schuhen sowie das Anleiten und Erlernen einer federnden Lauftechnik. Das Laufen auf Waldwegen und weichem Untergrund ist verständlicherweise dem Laufen auf Asphalt vorzuziehen. Der flüssige Bewegungsablauf, die Gymnastizierung (Dehnung der posturalen und Kräftigung der phasischen Gruppen) ist wertvollster Bestandteil dieser Disziplin.

Fazit:
Sehr empfehlenswert, fast keine Einschränkungen.

Radfahren:
Prinzipiell empfehlenswert, sofern eine weitgehend aufrechte Haltung des Rückens und nicht die tiefe Rennradposition eingenommen wird. Die Verwendung einer Pedalschlaufe wie bei Rennradfahrern verstärkt zwar die Kraftausübung auf die Pedalarbeit, führt aber durch die Beanspruchung der Psoasmuskulatur zu Scherbewegungen im Bereich der unteren Lendenwirbelsäule mit entsprechender Schmerzprovokation.

Fazit:
Bedingt empfehlenswert, Rückenhaltung beachten!

Reiten:
Dieser Sport wird häufig als wirbelsäulenfeindlich eingestuft, ist aber im Gegenteil ausgesprochen wirbelsäulenfreundlich. Nur bei extremen Instabilitäten, bei denen das Reiten einen Schmerz verursacht, ist eine Kontraindikation gegeben. In diesen Fällen gibt es vermutlich auch keine andere Sportart als Alternative.
Korrekter Sitz und gute Unterrichtung sind wichtige Faktoren. Die rhythmische axiale Belastung bei den einzelnen Gangarten des Pferdes kann als willkommene »Bandschei-

benmassage« aufgefaßt werden. Ideal zum Erlernen des richtigen Haltungs- und Körpergefühls.

Fazit:
Sehr empfehlenswert.

Tennis:
Eine Sportart mit ungefährlichen Bewegungsabläufen. Tennis bedingt gute Koordination und Konditionseigenschaften. Gefährlich nur bei Überschätzen der eigenen Möglichkeiten durch falsche Partner und falsche Technik. Die richtige Stellung zum Ball, die richtige Beinarbeit und ein nicht zu druckvolles Spiel ermöglichen es, die erlernten richtigen Bewegungsmuster einzusetzen und schädliche Einstellungen auf die Wirbelsäule zu verhindern. Richtige Technik ist nur durch einen guten Lehrer zu vermitteln. Wer Schmerzen beim Tennisspielen bekommt, spielt mit der falschen Technik oder mit dem falschen Instrument!

Fazit:
Bedingt empfehlenswert, bei operierten Bandscheibenpatienten vorheriges Aufbautraining und Koordinationsübungen einschließlich Beinarbeit erforderlich.

Alpin-Skilauf:
Die Gefahr für die Wirbelsäule bezieht sich auf unvorhersehbare Belastungsspitzen, abrupte Torsions- und nicht einkalkulierbare axiale Stoßbelastungen. Langes Warten vor dem Lift und das Liftfahren selbst begünstigen Unterkühlungsreaktionen. Die erzwungene Hockstellung (Entlordosieren der Lendenwirbelsäule) während der gesamten Schußfahrt führt zur Dorsaldislokation des Bandscheibenkernes und der entsprechenden Gefahr einer Protrusion bzw. bei Voroperierten eines Rezidivs. Bei Rennläufern ist das »Alpinkreuz«, ein chronischer Schmerzzustand durch die dauernde Fehlhaltung unter gleichzeitiger Stoßbelastung, hinlänglich bekannt.

Fazit:
Nicht empfehlenswert.

Skilanglauf:
Diese Sportart entspricht hinsichtlich der Wirbelsäulenbelastung etwa dem Waldlauf, wobei der Gymnastizierung der meist fehlgesteuerten Muskulatur (Muskeldysbalance) besonderer Wert beigemessen werden muß. Aktivierung der Gesäßmuskulatur, Dehnung und Kräftigung des Psoas durch die Lauftechnik führen zwar manchmal zu Irritationen im Sinne eines vermehrten Baastrup-Syndroms, im übrigen aber ungefährlich.

Fazit:
Mit wenigen Ausnahmen sehr empfehlenswert.

Ballsportarten:
Alle Ballsportarten ohne direkte gegnerische Einwirkungsgefahr sind im Prinzip wirbelsäulenunschädlich. Bei gegnerischer Einwirkung (unvorhergesehene Prellung, Stürze und beabsichtigte Fouls, z.B. bei Handball und Fußball) erhöhte Traumatisierungsgefahr nicht nur der Extremitäten, sondern auch der Wirbelsäule. Bei Volleyball, Basketball, Faustball und ähnlichem ist die Gefahr der gegnerischen Einwirkung geringer, daher in diesen Fällen kaum Bedenken.

Fazit:
Ballspiele mit der Gefahr der gegnerischen Einwirkung auf den Körper nicht empfehlenswert, sonst kaum Bedenken.

Windsurfen:
Im Gegensatz zu anderen Sportarten wie Laufen oder Schwimmen entstehen hier die

Hauptgefahren für die Wirbelsäule speziell beim Erlernen, also für den ungeübten Anfänger. Bei der richtigen Technik sind unter Beachtung der richtigen Bekleidung und der richtigen Vorbereitung keine größeren Störwirkungen auf die Wirbelsäule zu erwarten. Extrem wichtig das richige Aufrichten des Segels, richtige Beinarbeit, gute Einstellung der Wirbelsäule und richtiges Einschätzen der körperlichen Kondition. Ermüdungsgefahr beachten! Gute Ausrüstung nicht unterschätzen!

Fazit:
Bedingt empfehlenswert.

Tanzen:
Insbesondere der Turniertanzsport erfordert neben einer gehörigen Konditionierung eine gute Stabilisierung der gesamten Wirbelsäule. Es kommen keine unvorhergesehenen Belastungsspitzen auf die gefährdeten Strukturen zu, die Wirbelsäule ist in allen Bereichen optimal eingestellt. Es gibt keine Kontraindikation bezüglich der Wirbelsäule.

Fazit:
Sehr empfehlenswert.

Tischtennis:
Erfordert gute Beinarbeit, gute Koordination und Reflexabläufe. Schädigende Einwirkung auf die Wirbelsäule bei den Spielern zu erwarten, bei denen aus mangelnder Technik zu starke Rotationen in der Lendenwirbelsäule erfolgen. Durch gute Beinarbeit kann die rotatorische Beanspruchung der Lendenwirbelsäule vermieden werden.

Fazit:
Nur bedingt empfehlenswert.

Geräteturnen:
Bei bestehenden Wirbelsäulenbeschwerden und bei Vorerkrankungen kein geeigneter Sport. Hypermobilitäten werden gefördert, Bandinsuffizienzen wirken sich schwerwiegend aus, erhebliche Belastungsspitzen auf Bandscheiben und Wirbelgelenke bei bestimmten Übungen äußerst bedenklich.

Fazit:
Nicht empfehlenswert.

Golfen:
Das Golfspielen wird von den meisten als ausgesprochen wirbelsäulenschädlich angesehen, da die kyphotische Grundeinstellung zum Ball und danach die extreme Rotation in der Lendenwirbelsäule beim Ballabschlag als Hauptstörfaktor betrachtet wird. Auch sind das Nichttreffen des Balles oder das versehentliche Einschlagen des Schlägers in den Boden jeweils eine störende Einwirkung auf den geplanten Bewegungsablauf, der zu Muskelzerrungen der großen Rotatoren (z.B. Latissimus dorsi), aber auch schmerzhaften Reaktionen an den Wirbelgelenken führt. Kenner der Materie, wie z.B. der Engländer *Stoddard* (54), sind allerdings der Auffassung, daß bei guter Technik und vernünftiger Ausübung dieses Sportes keine Bedenken hinsichtlich der Wirbelsäulenbelastung bestehen.

Fazit:
Nur bedingt empfehlenswert.

Resümee

Wie aus den oben angeführten Beispielen zu ersehen ist, gibt es bei den meisten Sportarten in der Regel nur dann Einschränkungen zu beachten, wenn sie durch ungenügende Technik, falsche Grundhaltungen oder fehlerhafte Bewegungsabläufe induziert werden. Andererseits sind Einwirkungen, die nicht der eigenen Kontrolle unterliegen, wie etwa Störeinflüsse von Gegnern, unberechenbare Spitzenbeanspruchungen, die nicht vorhersehbar sind, bei bestimmten Sportarten häufiger anzutreffen, so daß hier eindeutig Einschränkungen bestehen.

Insgesamt kann man aber behaupten, daß viele Sportarten, die bisher landläufig als wirbelsäulenschädlich angesehen werden, in Wirklichkeit bei richtiger Ausübung und richtiger Vorbereitung durchaus auch bei Wirbelsäulenerkrankten oder Bandscheibenoperierten tolerabel sind.

Der Wunsch, sich zu aktivieren, Freude an der Bewegung und am sportlichen Erfolg sind in der Regel höher einzustufen als häufig nur vermeintlich vorgebrachte mögliche Störfaktoren. Die Körpererziehung, d.h. das Erlernen des richtigen Einsatzes, und die Sensibilisierung für auftretende Störungen (Schmerz und Ermüdung) sind Dinge, die die Physiotherapeutin ihrem Patienten von der ersten ABC-Stunde bis hin zur Hohen Schule vermitteln kann.

21. Schlußbemerkung

In diesem Buch wurde der Versuch gemacht, für Therapeuten, d.h. für Ärzte und Krankengymnasten gemeinsam, ein kleines Nachschlagewerk für Diagnostik und Therapie des bandscheibenoperierten Patienten anzubieten. Ich habe versucht, praktikable Hinweise für den praktischen Arzt vor Ort und für die weiterbehandelnden Physiotherapeuten zu geben. Außerdem wurde auf typische Fehler aufmerksam gemacht und der Versuch unternommen, Vorurteile und falsche Vorstellungen über die weitere Lebensführung eines bandscheibenoperierten Patienten auszuräumen.

Dieses Buch wurde bewußt nicht für Therapeuten und Patienten gemeinsam geschrieben, da erfahrungsgemäß der Wissensstand und das Interesse an einzelnen Fragestellungen innerhalb dieser beiden Gruppen so voneinander abweichen, daß man ein gemeinsames Buch über diese Problematik für beide Gruppen nicht zufriedenstellend schreiben kann. Ich habe aus diesem Grund parallel zu diesem Buch eine Patienten-Fibel geschrieben, die ausschließlich an Hand von großem Bildmaterial dem betroffenen Patienten klar machen soll, welche Bedeutung seine Krankheit für ihn und für seine Zukunft hat. Er soll die Möglichkeit bekommen, aus seiner Fibel zu lernen, daß er als bandscheibengeschädigter Patient nicht zwangsläufig den Rest seines Lebens behindert bleiben muß, sondern vielmehr durch eigenes Dazutun alle Chancen hat, in beruflicher, sozialer und sportlicher Hinsicht wieder vollwertig, d.h. rehabilitiert, zu sein.

Der einzige kompetente Ansprechpartner, der den Anstoß zu dieser Rehabilitation geben kann, ist der behandelnde Arzt, gleichzeitig der Krankengymnast. Daß beide, Arzt und Krankengymnast, in diesem Fall gemeinsam an einem Strick ziehen, wird sicher niemand bezweifeln. Daß beide Berufsgruppen kooperativ zusammenarbeiten müssen, zum Wohl ihres Rückenpatienten, ist eigentlich selbstverständlich. Und daß beide Berufsgruppen ihre eigene Wertigkeit besitzen, sowohl in der Aufgabe der Erkennung als auch in der Durchführung der Therapie des Bandscheibenleidens, ist ebenfalls unbestritten.
Und trotzdem gibt es in dieser Richtung noch einiges für beide Gruppen zu tun: Die kooperative Zusammenarbeit beider Gruppen muß verbessert werden, wobei die Kommunikation sicherlich kein Problem darstellt. Wenn die Ärzte die Einsatzmöglichkeiten und die Aufgaben der Physiotherapie besser kennenlernen (wozu die Lektüre dieses Buches sicherlich beitragen kann), dann wird von ärztlicher Seite bestimmt noch mehr als bisher der Wunsch wach werden, diese Berufsgruppe noch stärker in die Therapie der Rückenpatienten einzubeziehen. Andererseits wird durch eine gute Kooperationsbereitschaft der Krankengymnast sicher animiert wer-

den, in Zweifelsfragen oder bei unerwartetem Verlauf der Behandlung den Ansprechpartner Arzt um Rat zu fragen und Behandlungsvorschläge zu machen.

> Zusammenarbeiten heißt, auch die Bereitwilligkeit haben, voneinander zu lernen. So gesehen ist dieses Buch auch gleichzeitig der Versuch gewesen, die Kooperation dieser beiden Berufsgruppen zu verbessern.

Literatur

1 Benini A (1986) Ischias ohne Bandscheibenvorfall. Huber, Bern
2 Brocher JEW (1970) Die Prognose der Wirbelsäulenleiden. Thieme, Stuttgart
3 Brügger A (1979) Die Erkrankungen des Bewegungsapparates und seines Nervensystems. Fischer, Stuttgart
4 Cailliet R (1984) Unterstand your backache. Davis Company, Philadelphia/USA
5 Cyriax J (1971) Textbook of orthopaedic medicine. Vol. 2. Bailliere Tindak, London
6 Dejung B (1985) Iliosacralgelenkblockierung. Manuelle Medizin 23:109–115
7 Donner K (1974) Psychische Aspekte bei vertebragenen Störungen. Manuelle Medizin 4:12
8 Duesberg F (1986) Zur Problematik der physiologisch günstigen Körperhaltung im Autositz. MOT 5:156
9 Dvorak J und V (1982) Neurologie der Wirbelgelenke. Manuelle Medizin 20:77–84
10 Eder M, Tilscher H (1981) Zur Pathogenese und Klinik pseudoradiculärer Schmerzbilder. Manuelle Medizin 19:54–57
11 Evjenth O, Hamberg J (1981) Muskeldehnung, warum und wie? REMED, Zug
12 Fichtner H (1977) Berufliche Rehabilitation bei Erkrankungen des Haltungs- und Bewegungsapparates. Springer, Berlin Heidelberg New York
13 Friedrich M, Tilscher H, Liertzer H (1985) Segmentale Wirbelfunktionsstörungen. Manuelle Medizin 23:38–42
14 Frisch H (1985) Manuelle Medizin heute. Springer, Berlin Heidelberg New York
15 Glückert K et al. (1984) Vergleichende Untersuchungen des lumbalen Bandscheibenvorfalles mit CT und MR. In: Neuro-Orthopädie, vol. 2. Springer, Berlin Heidelberg New York, p 143
16 Grmek MD (1974) Die Wirbelsäule im Zeitgeschehen. Med Welt 30:70
17 Gruss P (1982) Neurochirurgische Operationen an der Wirbelsäule. In: Die Wirbelsäule in Forschung und Praxis, vol 96. Hippokrates, Stuttgart
18 Gschwend N (1983) Der Patient und sein Kreuz. Manuelle Medizin 21:114
19 Hoppenfeld ST (1980) Orthopädische Neurologie. Enke, Stuttgart
20 Isermann H (1984) Zur Psychosomatik des Lumbalsyndroms. In: Neuro-Orthopädie, vol 2. Springer, Berlin Heidelberg New York, p 343
21 Janda V (1987) Vertebragene Störungen. In: Trier W (ed) Manuelle Medizin. Verlag für physikalische Medizin, 8:262–262
22 Janda V (1979) Muskelfunktionsdiagnostik. acco, Leuven
23 Kaltenborn FM (1986) Manual mobilization of the extremity joints, vol 2. Olaf Norlis Bokhandel, Oslo
24 Kapandji IA (1985) Funktionelle Anatomie der Gelenke, vol 3. Enke, Stuttgart
25 Krämer J (1986) Bandscheibenbedingte Erkrankungen. Thieme, Stuttgart
26 Krämer J (1986) Bandscheibenschäden. Heyne, München
27 Kügelgen B, Hillemacher A (1985) Die lumbale Bandscheiben-Erkrankung in der ärztlichen Sprechstunde. Springer, Berlin Heidelberg New York
28 Laser T (1984) Bandscheibenoperation – was kommt danach? Swiss Med 5 b:79–80
29 Laser T (1986) Bandscheibenbeschwerden einfach wegschlafen. Med Tribune 13:30
30 Lechner H et al. (1981) Klinik der Discopathien. Manuelle Medizin 19:45–48
31 Leong JCY (1986) The iliolumbar ligament. J Bone Joint Surg 68:197–200
32 Lewit K (1984) Manuelle Medizin im Rahmen der medizinischen Rehabilitation. Urban & Schwarzenberg, München
33 Markakis E (1970) Die Wiederherstellung und Leistung nach Bandscheibenvorfällen. Der Nervenarzt 41:460

34 McKenzie RA (1981) The lumbar spine. Spinal Publications.
35 McKenzie RA (1985) Die Selbstbehandlung für den Rücken. Spinal Publications Switzerland.
36 Münchinger R, Chapchal G (1961) Der Lastentransport von Hand. Schweizerische Blätter für Arbeitssicherheit 41:1
37 Nachemson A (1964) In vivo measurements of intradiscal pressure. J Bone Joint Surg 46 A:1077
38 Neumann HD (1985) Manuelle Diagnostik und Therapie von Blockierungen der Kreuzdarmbeingelenke nach F. Mitchell. Manuelle Medizin 23:116–126
39 Niethard FU (1979) Der Kreuzschmerz der Frau. Diagnostik 12:4
40 Niethard FU (1980) Der Kreuzschmerz. Werk-Verlag, München-Gräfelfing
41 Niethard FU, Rompe G (1981) Das lumbale Facettensyndrom. Manuelle Medizin 19:49–53
42 Podhajsky A (1972) Reiten. Nymphenburger Verlagshandlung, München
43 Ranshohoff J (1970) Lesion of the cauda equina. Clin Neurosurg 331:17
44 Reichel HS (1984) Krankengymnastische Behandlung bei lumbosacralen Syndromen. In: Neuro-Orthopädie, vol 2. Springer, Berlin Heidelberg New York, p 461
45 Reinhardt B (1983) Die stündliche Bewegungspause. Hippokrates, Stuttgart
46 Rettig H (1959) Pathophysiologie angeblicher Fehlbildungen der LWS und des Kreuzbein-Überganges. Z Orthop 91:5
47 Rizzi MA (1979) Die menschliche Haltung und die Wirbelsäule. Hippokrates, Stuttgart
48 Schewior T (1984) Eine biomechanisch orientierte Untersuchungstaktik zur Differentialdiagnose des arthrogen-facettär bedingten pseudoradikulären Lumbalsyndroms. In: Neuro-Orthopädie, vol 2. Springer, Berlin Heidelberg New York, p 556
49 Schleberger R (1985) Diagnose und konservative Behandlung bandscheibenbedingter Erkrankungen der LWS. Fortschritte der Medizin 22:597
50 Schmid HJA (1985) Iliosacrale Diagnose und Behandlung. Manuelle Medizin 23:101–108
51 Schultiz KP (1984) Das Facettensyndrom – Klinik und Praxis. In: Neuro-Orthopädie, vol 2. Springer, Berlin Heidelberg New York, p 543
52 Steger G (1988) Über die Effektivität einer frühen Nachbehandlung. Dissertation Universität München, noch unveröffentlicht
53 Stoboy H (1982) Physiologische Grundlagen des aktiven Bewegungsapparates. Manuelle Medizin 19:105–111
54 Stoddard A (1982) Leben ohne Rückenschmerzen – Lehrbuch der Manuellen Medizin. Hippokrates, Stuttgart
55 Thabe H (1984) Die Bewegungsstörung des Wirbelbogengelenks als präarthrotischer Faktor. Manuelle Medizin 22:136–138
56 Thelen E Bandscheibenoperation – Rehabilitation durch Sport. Sportmedizin aktuell 87:2
57 Tilscher H (1984) Indikation und Erfolgsaussicht der Manualtherapie bei Funktionsstörung des ISG. In: Neuro-Orthopädie, vol 2. Springer, Berlin Heidelberg New York, p 573
58 Tilscher H, Eder M (1983) Die Rehabilitation von Wirbelsäulengestörten. Springer, Berlin Heidelberg New York
59 Tilscher H, Eder M (1985) Psychosomatische Erkrankungen des Bewegungsapparates. Manuelle Medizin 23:94–97
60 Verbiest H (1984) Stenose des knöchernen Lumbalkanales. In: Neuro-Orthopädie, vol 2. Springer, Berlin Heidelberg New York
61 Vogel G (1977) Experimentelle Untersuchung zur Mobilität des Nucleus pulposus in lumbalen BS. Dissertation Universität Düsseldorf
62 Walker N, Schreiber A (1984) Diagnostik und Therapie des engen lumbalen Spinalkanales. In: Neuro-Orthopädie, vol 2. Springer, Berlin Heidelberg New York, p 200
63 Weber M, Niethard FU (1984) Zur Vorhersage der sogenannten PDS. In: Neuro-Orthopädie, vol 2. Springer, Berlin Heidelberg New York, p 427
64 White A, Panjabi (1978) Clinical biomechanics of the spine. Lippincott, Philadelphia
65 White AH (1983) Back school an other conservative approaches to low back pain. Mosby, St. Louis
66 Wolff HD (1970) Manuelle Medizin und ihre wissenschaftlichen Grundlagen. Verlag für physikalische Medizin, Heidelberg

Stichwortverzeichnis

Achillessehnenreflex 30
Afferenz, nozizeptiv 26,106,111
Afferenz, propriozeptiv 100,111,117
Aggravation 30
AHB-Verfahren 51
Alltagsbewegungen 124
Alpinkreuz 130
Alpin-Skilauf 130
Alternatives Sitzen 115
Alterskreuzschmerzen 2
Anpassungsvorgänge 1
Antiphlogistikum 35
Anulus fibrosus 4,8,9,11,14
Anulus fibrosus, Maschen 5
Arbeitsunfähigkeit 3
Arthromuskuläres System 18,101,105
Ausdauerbelastung 106
Ausstrahlungsschmerzen 32
Ausweichraum, Nervenwurzel 12
Autochthone Rückenmuskeln 87

Baastrup-Syndrom 13,42,129,130
Ballsportarten 130
Bandscheibe 1
Bandscheibenerkrankung, Pathogenese 98
Bandscheibenkern 4,6
Bandscheibenmatratze 118
Bandscheibenring 4,8
Bandscheibenschädigung, iatrogene 31
Bandscheibenvorfall 3,6,22
Basketball 130
Bauchmuskeltraining 106
Beckenaufrichtung 98
Beckenkippfehlstellung 19
Behandlungsprinzipien 35
Behandlungsprogression 53
Belastung, Diskus 8
Bewegungsachse 1
Bewegungsarmut 18
Bewegungsmuster 22,104

Bewegungsstereotypie 125
Bewegungstherapie 7
Blasen-Mastdarmlähmung 46
Blockwirbel 33
Blutgefäße, Bandscheibe 4
Bragard-Zeichen 27,29
Bücktraining 87,103
Bücktypus 87

Cauda equina-Syndrom 46
Chirotherapie 3
Computertomographie 11,33,109
Cowboy 98

Dehnungsreiz, Bandscheibe 11
Dehnungsübung 56
Dermatom 16
Diadynamische Ströme 43
Diffusion, Bandscheibe 4
Discoligamentäres Spannungsgleichgewicht 13
Diskusprolaps 11
Diskusprotrusion 11
Dorsaldislokation, Bandscheibe 11
Drehachse 10
Dreidimensionale Traktion 44
Druck, intraabdominal 23
Druck, intradiscal 8,23,119
Druck, intrathorakal 23
Durchblutungsstörung, postischialgisch 40
Dynamik, Wirbelsäule 15
Dynamische Stabilisation 85
Dysbalance,
    Rumpfmuskulatur 2,19,20,100,105,110

Elektromyographie 34
Elektrotherapie 43
en-bloc-Methode 48,86,100
Entlastung, Diskus 8
Entlordosierung 6
Evolutionsgeschichte 1

Facette 11,15,20,105
Facetteninfiltration 42
Facettensyndrom 13
Fangopackung 43
Faustball 130
Fehlstereotypie 2,6,56
Funktionelle Bewegungslehre (FBL) 84
Funktionelle Körperlängsachse 84
Funktionsanalyse 98
Funktionsbefunderhebung 101
Funktionseinheit, Bewegungsapparat 98
Fusionsoperation 109
Fußlängsachse 86

Gallertkern 4,6,10,11
Gang 85
Ganganalyse 85
Gangtempo, ökonomisches 86
Gelenkfacette 10,23,26,111
Gelenkrezeptor 100,103,106
Genua recurvata 19
Geräteturnen 131
Glutaeus-Insuffizienz 20
Golfen 131
Gruppentraining 56

Hängen in den Bändern 112
Haltungskonstanz 2,122
Haltungsschulung 101,104,106
Haltungsstereotypie 6
Haltungstherapie 7
Haltungswechsel, Sitzen 112
Hautrezeptoren 36
Heiße Rolle 43
Hilfsuntersuchung, diagnostische 33
Hinkmechanismus 85
Höhenminderung, Bandscheibe 13
Hubarme Mobilisation 87
Hubfreie Mobilisation 86,87,88,89,90,91
Hüftabduktion 19,20
Hüftadduktion 19
Hula-Hula 87,92,94,95
Hyperextension 10
Hyperlordose 13
Hypochonder 108
Hypotonie, reflektorische 103

Iliosacralgelenksymptomatik 28,31,41
Immobilisation, postoperativ 18,50,109
Infiltrationsbehandlung 37
Inklination 6
Instabilität 109
Interspinöse Infiltration 41

Involution, Bandscheibe 4
Iontophorese 49
Ischialgie 11,31
Ischialgie, Kennbilder 33
Ischialgische Schonhaltung 24,25
Ischiocruralmuskulatur 19,27,82,99,101

Kapillarnetze, Bandscheibe 4
Kennmuskeln 30
Kernspintomographie 34
Kernwanderung, Bandscheibe 6
Kiblerfalte 15
Klötzlispiel 86,92,93
Knorpelplatten 8
Kompressionssymptomatik, praeganglionär 15
Kompressionssyndrom 10,11,12
Konkavseite, Wirbelsäule 6
Kontraktile Strukturen 35,109
Kontrakturen 99
Konvexseite, Wirbelsäule 6
Kooperation, Rückenpatient 3
Koordination 130,131
Korsettbehandlung 56
Kortikoid 35,36
Krankengymnast 4
Krankengymnastik 45
Kreuzschmerz 1,2
Kreuzschmerz, gynäkologisch 1
Kreuzschmerz, internistisch 1
Kreuzschmerz, urologisch 1
Kyphose 2

Längsband 10
Längsband, hinteres 11
Lamelle, Bandscheibe 4
Lasche Sitzhaltung 98
Lasègue-Zeichen 27,28
Lasègue-Zeichen, gekreuzt 28
Laufen 129
Lebenserwartung 2
Leistungssportler 17
Ligamentum iliolumbale 26
Lokalanästhesie 36
Lordose, physiologische 2,8
Lumbago 6,10,11
Lumbalgie 22
Lumbo-Coxalgie 41

Massage 44
Massenprolaps 46
Massenverschiebung,
   intradiscale 4,6,7,8,11,22
Maximalpunkt 36

Tanzen 131
Tendomyose 100
Tennis 130
Therapeutische Lokalanästhesie (TLA) 36
Thermographie 30
Tischtennis 131
Trainingsprogramm 56
Trainingstherapie 60,107,127
Traktion, dreidimensional 44
Traktion, intermittierend 44
Traktionsbehandlung 44
Translation 85
Triggerpunkt 36,37
Trochanter major 41
Trochantersyndrom 41

Umwelteinfluß 2

Verhebetrauma 21
Versager 108

Vierfüßler 1
Vitamine, neurotrope 35
Volleyball 130
Vorwölbung, Faserstruktur 6

Wärmebehandlung 43
Weichteilbehandlung 101
Windsurfen 131
Wirbelgelenk 1,2,10,12,15,85
Wirbelgelenk,-Kapsel 10,14
Wirbelgleiten 33
Wirbelkanal 6
Wirbelsäule, Stützfunktion 2
Wirbelsäulenprophylaxe 122
Wirbelsegment 15

Zweifüßler 1
Zwischenwirbellöcher 4

Mobilisation 57
Mucopolysaccharide 8
Muskelaktivität 85
Muskelatrophie 15
Muskeldysbalance 18,19,45,109,124,127, 131
M. glutaeus medius 40,41
M. iliopsoas 81,129
M. levator scapulae 98
M. pectineus 101
M. pectoralis major 98,101
M. piriformis 41
M. quadrizeps 29,104
M. rectus abdominis 98
M. rectus femoris 81
M. sternocleidomastoideus 98
M. subscapularis 98,101
M. tensor fasciae latae 41,82
M. tibialis anterior 29
M. trapezius 98
Myelografie 33
Myelogramm 33
Myogelose 38

Nervenblockade 36
Nervenwurzel 12
Nervenwurzel, Druck 11
Neurologie 13
Neuro-Orthopädie 17
Neurophysiologie 17
Neurotiker 108
Nozizeptoren 13,119
Nucleolyse 13,33
Nucleus pulposus 4,5,12

Osmose, Bandscheibe 4

Partnerübung 56
Patellarsehnenreflex 28
Periostose, Dornfortsätze 13
Pezziball 92
Phasische Muskeln 17,129
Physikalische Behandlung 43
Polypragmasie 46
Postdiscotomie-Syndrom (PDS) 108
Postoperative Behandlung 48
Postoperatives Sitzverbot 49
Posturale Muskeln 17,129
Prolaps 11
Proprioception 15
Protrusion 11
Pseudo-Lasègue 28,32
Pseudo-Parese 17
Psychische Einflüsse 109

Quaddel 36
Quellfähigkeit, Bandscheibe 6

Radfahren 129
Radikuläres Syndrom 15
Ramus meningeus 14
Referenzzone 37
referred pain 37
Reflexabschwächung 28
Reflexaktivität 28
Reflexausfälle 28
Rehabilitation 51,100
Reischauerblockade 38,39
Reiten 113,129
Reizleitung, efferente 103
Reklination 6,10
Rentenantrag 3
Rentenneurose 30
Repetition 56
Reserveraum, Nervenwurzel 12,33,108
Rezidiv-Prolaps 34
Reziproke Innervation 19
Röntgenbild 3,33
Rotationsstimulus 54
Rückenschule 51,103,107,123

Sacrale peridurale Injektion 42
Schulterblatthochstand 105
Schwerarbeit 2
Segmentinstabilität 13,109
Sensibilitätsprüfung 30
Sequenzgerät 127
Sinterung, Bandscheibe 13
Sitzen 111
Sitzkeil 114
Sitzverbot, postoperativ 49
Sitz-verkehrt 114,115
Spannungsgleichgewicht, discoligamentäre 13
Spinalkanal 11,12
Spinalnerv 15
Spondylarthrose 13
Spondylodese 109
Sport 128
Spurbreite 85
Stabilität 54
Standbein 85
Stangerbäder 44
Statik, Wirbelsäule 15
Sternosymphysale Haltung 99,124
Stufenbettlagerung 44
Sympathikus-Blockade 40